ÉTUDE

Sur quelques cas de

RUPTURES

DITES

SPONTANÉES DU CŒUR

PAR

Le Docteur Aristide LE PIEZ

Ancien Interne en médecine et chirurgie des Hôpitaux de Paris
Médaille de bronze de l'Assistance publique. — Externat 1868. — Internat 1873
Ancien Chirurgien-major au 53ᵉ régiment de Paris
Bataillon des volontaires de Montrouge (siége de Paris 1870-1871)
Chevalier de la Légion d'Honneur

PARIS

CHEZ ADRIEN DELAHAYE

2, PLACE DE L'ÉCOLE DE MÉDECINE

—

1873

ÉTUDE

Sur quelques cas de

RUPTURES DITES SPONTANÉES DU CŒUR

ÉTUDE

Sur quelques cas de

RUPTURES

DITES

SPONTANÉES DU CŒUR

PAR

Le Docteur Aristide **LE PIEZ**

Ancien Interne en médecine et chirurgie des Hôpitaux de Paris
Médaille de bronze de l'Assistance publique. — Externat 1868. — Internat 1873
Ancien Chirurgien-major au 53e régiment de Paris
Bataillon des volontaires de Montrouge (siége de Paris 1870-1871)
Chevalier de la Légion d'Honneur

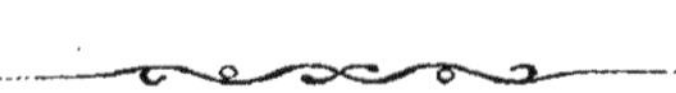

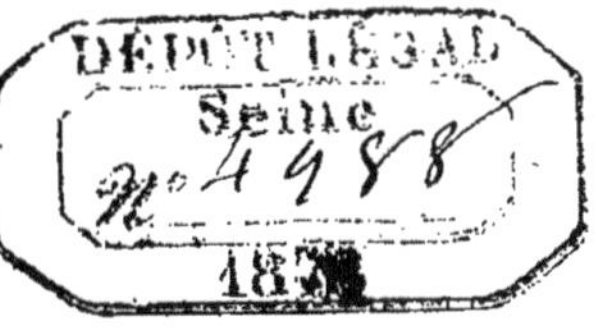

PARIS

CHEZ ADRIEN DELAHAYE

2, PLACE DE L'ÉCOLE DE MÉDECINE

—

1873

INTRODUCTION

Parmi les causes de mort subite, ou tout au moins très rapide, il en est une, croyons-nous, dont la fréquence n'est peut-être pas estimée à sa juste valeur. L'hémorrhagie cérébrale, amenant une issue funeste d'une manière prompte ou surtout foudroyante, n'est pas, en définitive, très commune ; les observations d'hémorrhagie du bulbe peuvent, pour ainsi dire, se compter. Les ruptures d'anévrismes des gros vaisseaux que, pour le dire en passant, on accuse si volontiers d'avoir occasionné la mort subite dans les cas où l'autopsie ne peut être pratiquée, et où l'on ne connaissait pas les antécédents du sujet, ne sont pas, non plus, d'une fréquence extrême.

Nous n'en dirons pas autant des ruptures prétendues spontanées du cœur. Le grand nombre d'observations de ce genre, qui existe dans la science, nous autorise à dire que c'est là une des causes de mort subite les plus fréquentes, surtout dans la vieillesse, et nous sommes persuadés que, si la pratique des autopsies était plus étendue, notre opinion se trouverait pleinement confirmée.

Notre but, en prenant pour sujet de cette thèse les ruptures dites spontanées du cœur, n'est pas de traiter à fond cette vaste et intéressante question. Nous n'aurions, pour le faire, ni le temps, ni surtout l'autorité suffisante ; mais ayant eu, dans le cours de nos études, alors que nous étions interne à Sainte-Périne, sous la

direction de notre bien cher maître M. M. Raynaud,
l'occasion d'observer un cas de rupture du ventricule
gauche, l'idée nous vint de faire quelques recherches,
afin de nous rendre compte des différentes opinions
émises sur cette question, et c'est le résultat de ce travail que nous venons soumettre à nos juges.

Nous éliminons, bien entendu, de notre cadre les
ruptures traumatiques et les plaies du cœur. A propos
de ces dernières, nous ne parlerons même pas des
ruptures secondaires, et jusqu'à un certain point spontanées, qui peuvent se produire à la suite des plaies non
pénétrantes de cet organe. Nous ne nous occuperons
ici que des ruptures dites spontanées, c'est-à-dire de
celles dans lesquelles le traumatisme n'a aucune part.

Dans une première partie de notre travail, nous avons
réuni quarante observations. C'est tout ce que nous avons
pu recueillir dans les *Bulletins* de la Société anatomique
et dans ceux de la Société de biologie. Une seule, prise en
dehors de ces recueils, nous a été transmise par notre
excellent ami, le docteur P. Hestrès ; nous le prions de
recevoir ici tous nos remerciements. Quelques-unes de
ces Observations remontent, il est vrai, à une époque
éloignée, époque à laquelle les recherches anatomo-
pathologiques n'offraient pas, à certains points de vue,
toutes les garanties qu'elles présentent de nos jours ;
mais, en puisant uniquement dans ces deux recueils, nous
avons voulu éviter le reproche de partialité dont on
aurait pu nous taxer si nous eussions fait un choix
d'observations dans les différents Mémoires où l'on en
rencontre d'éparses. Nous n'aurions plus eu, alors, les
éléments d'une statistique rigoureuse sur la fréquence
relative du siége de la rupture, de l'âge et du sexe des
sujets morts de cet accident.

Nos Observations se trouvent classées par ordre, suivant le siége de la rupture et la lésion qui a été cause de cette dernière ; nous avons aussi consigné deux faits intéressants, dans lesquels il n'y avait pas rupture, mais les altérations qui devaient la produire, si le malade eût survécu.

Dans la seconde partie, nous avons cherché à déduire, de l'examen de nos Observations et des différents Mémoires ayant trait à ce sujet, l'histoire des ruptures dites spontanées du cœur. Nous avons souvent consulté, entre autres travaux, la thèse du docteur Elleaume et l'article que notre maître, le docteur M. Raynaud, a publié dans le *Dictionnaire de médecine et chirurgie*.

Notre prétention, répétons-le encore, n'a pas été d'écrire un Mémoire complet, mais seulement de présenter quelques remarques sur ce difficile sujet. Puissent-elles être favorablement agréées, et puisse surtout notre bonne volonté nous être un titre à la bienveillance de nos juges !

PREMIÈRE PARTIE

RUPTURE DU VENTRICULE GAUCHE

(FACE ANTÉRIEURE)

Obs. I (1). — M. Naret présente une rupture du cœur.

Une femme, âgée de 78 ans, ne s'étant jamais plainte de palpitations ni d'essoufflement, mais ayant parfois des élancements dans la région du cœur, éprouva, dans la journée du 21 novembre dernier, de vives contrariétés. Vers 4 heures de l'après-midi, elle ressentit une douleur très violente à la région précordiale; elle dîna néanmoins comme d'habitude; mais, se sentant mal à l'aise, elle alla se coucher. Elle se releva quelques heures après et resta debout jusqu'à 9 heures du soir. Elle s'endormit jusqu'à 1 heure du matin; alors on l'entendit pousser un gémissement plaintif. Une de ses voisines l'appela sans en recevoir de réponse; la croyant endormie, elle ne s'en inquiéta pas davantage. A partir de ce moment, on ne l'entendit plus, et ce n'est que le lendemain matin que l'on s'aperçut de sa mort.

A l'autopsie, on trouva une perforation du ventricule gauche, vers la pointe et un peu à droite, perforation dirigée de droite à gauche et de haut en bas, de la largeur de quelques millimètres. Intérieurement, les colonnes charnues du ventricule gauche sont rompues au niveau de l'orifice de la perforation, et l'on retrouve des caillots emprisonnés dans leurs débris. Le tissu musculaire du cœur est ramolli, évidemment altéré dans sa texture et paraissant avoir subi à un haut degré la dégénérescence graisseuse. Dilatation de l'aorte; insuffisance légère des valvules sigmoïdes; péricarde distendu par une quantité de sang que l'on peut évaluer à deux verres. Pas d'altération ni d'inflammation du péricarde.

(1) *Bull. Soc. anat.*, 2ᵉ série; an. 1860, t. V., p. 355-356.

Obs. II (1). — M. Lacrousille montre une rupture du cœur avec dégénérescence graisseuse de cet organe.

Lobinon, veuve Chausson, âgée de 75 ans, était sujette à de fréquents étouffements et parfois avait les lèvres cyanosées. Elle présentait une pâleur habituelle, avec coloration un peu jaunâtre et bouffissure de la face : en un mot, le facies d'une femme atteinte de maladie du cœur. Elle avait de fréquentes pertes de connaissance, mais qui duraient fort peu ; une est survenue le jour de sa mort, vers 2 heures 1/2 du soir. Elle s'est couchée vers 9 heures, comme d'habitude, lorsque, vers 10 heures, deux cris aigus se sont fait entendre. La surveillante arrive et trouve les quatre membres flasques, retombant comme une masse inerte, bien qu'il existât encore quelques mouvements du thorax. Mais, deux minutes après environ, elle était morte.

A l'autopsie, on trouve le péricarde considérablement distendu par un liquide qui, par transparence, donne à cette membrane un aspect violacé.

En ouvrant cette séreuse, il s'écoule du sang liquide avec trois ou quatre gros caillots aplatis, dont le poids total s'élève à 310 grammes. On voit alors un cœur volumineux, surchargé de graisse. Après l'avoir essuyé, on constate sur la face antérieure de cet organe, et parallèle à la cloison ventriculaire, une déchirure de 3 centimètres de long ; son extrémité inférieure est distante de l'extrémité inférieure du cœur de 2 centimètres environ. Si on ouvre le ventricule gauche, on voit que cette déchirure correspond à la paroi droite de ce ventricule, immédiatement en avant de la cloison, vers l'extrémité inférieure de laquelle elle se trouve située. On constate à ce niveau la rupture des colonnes charnues correspondantes, qui offrent une grande friabilité, et au premier abord ne paraissent point atteintes de dégénérescence.

Cependant, en examinant plus attentivement, après avoir bien lavé la surface interne de ce ventricule, on constate que les petites colonnes charnues de la paroi droite, à l'angle formé par la réunion de cette paroi avec la gauche, sont en quelques points surchargées de graisse visible à l'œil nu et située sous l'endocarde. En d'autres points, ces colonnes paraissent presque entièrement remplacées par des colonnes graisseuses. Au niveau de la rupture, ces colonnes présentent en certaines parties de la graisse, en d'autres points, au contraire, elles pa-

(1) *Bull. Soc. anat.*, 2e série ; an. 1864, t. IX, p. 502-504.

raissent normales. Dans tous les cas, elles offrent un certain degré de friabilité et une pâleur plus grande qu'à l'état normal. Ces dernières colonnes, examinées au microscope, présentent des granulations pigmentaires et quelques granulations graisseuses. Quant aux colonnes énumérées les premières, elles contiennent des fibres atrophiées en partie, en partie remplacées par de la graisse.

La paroi antérieure du ventricule droit, immédiatement en avant de la valvule auriculo-ventriculaire, offre la même lésion dans ses colonnes charnues, mais plus prononcée dans la moitié supérieure de la hauteur. Dans la moitié inférieure, les colonnes sont à peu près saines. On trouve la même lésion dans la paroi postérieure, vers sa partie inférieure.

Obs. III (1). — M. Archambault montre une rupture du cœur.

Un homme âgé de 84 ans, qui ne quittait pas son fauteuil, est pris à minuit d'oppression avec faiblesse, irrégularité du pouls, de douleurs siégeant au creux épigastrique et entre les deux épaules; cet état d'anxiété se prolonge jusqu'à 8 heures du matin, où il expire brusquement entre les bras d'un infirmier qui essayait de le soulever pour le mettre sur le bassin.

A l'autopsie, on a trouvé le péricarde distendu par une quantité de sang considérable : 350 grammes. Le cœur, entouré par un caillot, a à sa pointe une perforation en partie comblée par un caillot. A l'intérieur de cet organe, on voit une ulcération qui a détruit les colonnes du cœur et s'est propagée jusqu'à sa face interne.

M. Laborde a examiné les cœurs (Obs. 2 et 3) présentés par MM. Lacrousille et Archambault. Tous deux offrent la même structure. Ils ont subi la dégénérescence graisseuse (Il y a ici surcharge adipeuse de l'organe et dégénérescence graisseuse des fibres musculaires.)

Obs. IV. (2). — Rupture du cœur. Observation recueillie à Sainte-Périne, service du docteur M. Raynaud, par M. Le Piez, interne des hôpitaux.

M. R..., 81 ans, homme petit et gras, a eu une pneumonie il y a deux ans environ; bonne santé habituelle, n'a jamais eu d'accès d'asthme.

Dans la nuit du lundi 17 au mardi 18 mai, vers 4 heures du

(1). *Bull. Soc. anat.*, 2ᵉ série; an. 1864, t. IX, p. 504-505.
(2) *Bull. Soc. anat.* 2ᵉ série; an. 1869, t. XIV, p. 270-273.

matin, il se réveille brusquement, éprouvant un sentiment de malaise, de faiblesse générale.

Le 18, à 8 heures du matin, il vient jusqu'à l'infirmerie, soutenu par deux personnes, et l'on constate l'état suivant : douleur en barre au niveau de la partie inférieure du sternum, n'augmentant pas par la pression et ne s'irradiant ni vers le cou ni vers les épaules. Pas de frisson ni de point de côté, un peu de toux, mais qui existe déjà depuis longtemps, dyspnée légère. A l'auscultation de la poitrine, on trouve quelques râles sibilants et muqueux disséminés dans les deux poumons, les bruits du cœur sont normaux. Céphalalgie légère, langue bonne, un peu de constipation, habituelle du reste. Pouls à 96 ; régulier.

A 10 heures (du matin), la douleur sous-sternale a beaucoup augmenté, mais sans irradiations ; dyspnée très intense, l'inspiration s'effectue péniblement, l'expiration est sifflante, le malade est très agité et fait de grands efforts pour respirer ; face rouge, couverte de sueur. L'auscultation des poumons fournit les mêmes signes stéthoscopiques ; l'auscultation du cœur, rendue difficile par le bruit que fait le malade en respirant, ne laisse cependant constater aucun bruit anormal ; on entend, peut-être un peu moins distinctement, les battements du cœur. Pouls un peu petit, à 120, sans irrégularités ni intermittences.

Mort subite à 11 heures moins un quart. La face est très pâle, les extrémités légèrement cyanosées.

Autopsie, 45 heures après la mort.

A l'incision des parois thoraciques, on trouve une couche de tissu adipeux de 4 à 5 centimètres d'épaisseur. Le thorax ouvert présente le péricarde surchargé de graisse, distendu et d'aspect bleuâtre. En détachant les poumons, on détruit quelques adhérences du poumon gauche vers son bord postérieur. Au moment où l'on incise le péricarde, il sort un jet de sang liquide que l'on peut évaluer à peu près à un verre, on ne rencontre pas de caillots. Le cœur, d'un volume normal, flasque, aplati, présente également de la surcharge graisseuse ; on voit immédiatement, sur la face antérieure du ventricule gauche, à un centimètre environ du bord correspondant du cœur et vers l'union du tiers supérieur de cette face avec ses deux tiers inférieurs, une solution de continuité à bords légèrement déchiquetés, dirigée parallèlement au bord gauche du cœur et longue d'environ deux centimètres.

A la coupe, les parois du cœur sont très friables et se déchirent sous le doigt ; elles présentent une coloration pâle, un peu jaunâtre. On ne trouve de caillots dans aucune des cavités ;

le sang y est en petite quantité, noirâtre, parfaitement liquide. Au premier abord, on ne découvre pas l'orifice interne de la rupture, mais, en versant une petite quantité d'eau dans le ventricule et en relâchant ses parois, on voit le liquide s'écouler par un jet assez mince de l'orifice externe. La difficulté de découvrir l'orifice interne de la rupture tient à ce qu'il est masqué par la colonne charnue qui, née du bord gauche du ventricule, va s'insérer par ses cordages sur la valve antérieure de la valvule mitrale; il est, en effet, situé à la base de cette colonne, et derrière elle, dans le point où elle se détache de la paroi ventriculaire.

Pour en prendre bien connaissance, on est obligé de couper les cordages tendineux, et de renverser en bas la colonne charnue; on voit alors qu'il présente à peu près les mêmes dimensions que l'orifice externe; ses bords sont frangés, et il a une forme un peu arrondie. Le trajet intermédiaire aux deux orifices, un peu déchiqueté, offre une direction légèrement oblique de haut en bas et de dedans en dehors. On ne rencontre de caillots dans aucun point de la rupture.

Les valvules, de même que la crosse de l'aorte, présentent, comme altération unique, quelques plaques athéromateuses.

L'orifice des artères coronaires est considérablement rétréci; ces deux artères, recouvertes dans leur trajet par une couche de tissu adipeux assez épaisse, présentent au plus haut point la dégénérescence calcaire. Leur cavité, très rétrécie et hérissée de saillies, laisse à peine passer un stylet très fin.

On rencontre plusieurs plaques laiteuses disséminées sur le péricarde.

Les poumons sont sains, gorgés d'écume bronchique; on trouve quelques adhérences légères à la partie postérieure du poumon gauche; les fausses membranes sont molles et paraissent être de date récente.

Examen microscopique. — Nous avons déjà dit que les coupes du cœur présentent à l'œil nu l'apparence graisseuse; on la trouve encore plus accentuée à l'extrémité libre des colonnes charnues dont le tissu jaune-pâle, dans une étendue d'un centimètre environ, paraît complétement dégénéré. En effet, différentes préparations prises sur la paroi des ventricules, sur les colonnes charnues, aux orifices et dans le trajet de la rupture, présentent des fibres musculaires dont la striation en travers a complétement disparu par places, tandis que, dans d'autres points, elle est seulement moins nette; le sarcolemme est rempli de granulations graisseuses, rangées en séries les unes à côté des autres; autour de la préparation, on voit nager de nombreuses gouttelettes de graisse.

La préparation traitée par l'acide acétique devient plus transparente, moins nette, mais on y constate toujours la présence des gouttelettes. On trouve également quelques granulations d'un jaune ocreux qui deviennent plus apparentes après que la préparation a été traitée par l'éther.

Réflexions. — Nous croyons que le malade a pu survivre pendant plusieurs heures à la lésion, grâce à la disposition de l'orifice interne de la rupture qui, pendant la systole ventriculaire, se trouvait complétement obturé par la colonne charnue, derrière laquelle il était, pour ainsi dire, caché. L'écoulement du sang dans le péricarde ne pouvait conséquemment avoir lieu que pendant la diastole ventriculaire; il s'écoulait peu de sang à chaque diastole, et la mort n'est arrivée qu'après un certain temps, lorsque le péricarde a été suffisamment distendu par l'hémorrhagie qui, à son tour, a comprimé le cœur et fait cesser ses mouvements.

Obs. V (1).— Rupture du cœur. Communiquée par M. Gachet.
(Résumée.)

Le 17 novembre 1831 est entrée à la Pitié, salle Saint-Joseph, service de M. Parent-Duchâtelet, une femme nommée Lacour (Adélaïde), âgée de 52 ans, ouvrière en chaises.

Cette femme, autrefois d'une santé vigoureuse, est affectée depuis quelques années de palpitations et de dyspnée. Ces phénomènes, rares à leur origine et souvent suspendus, la gênaient médiocrement dans ses travaux. C'est seulement depuis que l'écoulement menstruel a cessé d'apparaître que les battements anormaux du cœur sont devenus très intenses, presque continus et souvent accompagnés d'une gêne très marquée des fonctions pulmonaires. Du reste, la malade a éprouvé plusieurs guérisons momentanées et rechutes successives; aucun soin, aucun traitement n'a été opposé aux progrès du mal.

Le jour où la malade est entrée à l'hôpital, l'affection du cœur était complétement voilée par un état d'irritation du tube intestinal, et dû, sans doute, au mauvais régime nécessité par le manque de travail; le traitement fut dirigé d'après ces données.

Le samedi 19, à la visite du matin, la malade était dans une anxiété profonde; elle se plaignait de dyspnée, du retour de

(1) *Bull. Soc. anat.;* an. 1832, p. 91-95.

ses palpitations dont nous apprîmes alors l'ancienneté. Le pouls était plein, dur, fréquent, la face rouge.

Le 20 au matin, les symptômes alarmants de la veille étaient diminués.

Le 21, la malade se trouvait beaucoup mieux et parlait avec facilité; elle s'étendit même d'une manière très prolixe sur l'excellence de sa constitution. Je la quittai vers neuf heures. Vers onze heures, au milieu d'un effort destiné à remonter au lit, elle jeta un cri et tomba morte.

Pendant 5 à 6 minutes, la respiration a encore eu lieu; la face, qui avant était fort rouge, a présenté subitement une pâleur remarquable.

Autopsie, 40 heures après la mort.

Cadavre d'environ cinq pieds, très gras; système musculaire très développé, face injectée.

Nous passons sous silence les altérations encéphaliques.

Poitrine.—Plèvres; la gauche présente un épanchement peu considérable, avec quelques fausses membranes près de sa partie inférieure; la droite est saine.

Les deux poumons sont parfaitement sains, très crépitants; à l'origine des gros vaisseaux, il y a beaucoup de sang noirâtre qui paraît y avoir stagné. La muqueuse des voies aériennes est légèrement œdémateuse au voisinage de la glotte.

Le péricarde se montre bien dégagé des poumons; il laisse voir, à travers lui, une masse noirâtre. Il ne présente aucune altération. Ouvert à l'aide de ciseaux mousses, il offre à sa partie inférieure un énorme caillot de sang noirâtre qui enveloppe le cœur droit; ce caillot pèse environ 10 onces. Le reste du péricarde est rempli par une sérosité citrine analogue à celle des saignées; cette sérosité occupe les deux tiers du péricarde.

Le cœur, couché sur le caillot indiqué, présente dans l'espace de trois pouces, de sa pointe jusqu'au milieu du bord antérieur du ventricule gauche, plusieurs ecchymoses et une rupture. La rupture est anfractueuse, présente plusieurs colonnes charnues à son orifice extérieur, qui a environ 8 lignes. Elle est placée à deux pouces de la pointe, près du sinus longitudinal antérieur.

Au-dessus et au-dessous, le cœur aminci présente des traces d'infiltration sanguine.

L'oreillette et le ventricule droit sont exsangues. Aucune altération n'existe dans ces cavités, non plus que dans les veines caves, dans l'artère pulmonaire. Cette dernière contient un caillot de sang noirâtre.

Les veines pulmonaires et l'oreillette gauche sont très saines.

L'orifice auriculo-ventriculaire gauche présente, dans les replis de la valvule mitrale, un nombre considérable de petits corps peu développés, mais qui me paraissent cartilagineux.

Cette ouverture ne me semble ni dilatée, ni rétrécie.

L'oreillette gauche est remplie d'un caillot noirâtre, non-fibrineux.

Le ventricule gauche est affecté de dilatation avec hypertrophie, de modification de son tissu naturel dans certains points, enfin, de ramollissement partiel et de ruptures. La capacité de ce ventricule, comparée avec le ventricule droit, présente une différence d'un grand tiers en faveur du premier. Il serait facile d'y loger un gros œuf de poule. L'hypertrophie, ici, ne consiste pas tant en ce que l'épaisseur des parois soit augmentée, mais bien en ce que la capacité naturelle ayant presque doublé, les parois sont restées également épaisses, du moins en avant, en dehors et en arrière ; car, en dedans, siège une altération que je vais indiquer. Dans l'épaisseur de ces parois, surtout en dehors et dans les couches superficielles, le tissu musculaire est transformé, par places, en taches d'un blanc rougeâtre ; dans ces points, l'aspect musculaire cesse.

Tout le bord antérieur du ventricule, le long de la scissure longiludinale antérieure, présente un amincissement remarquable. Le tissu du cœur me paraît ramolli, sans être très friable, comme l'indique M. Blaud dans son Mémoire sur les ruptures. Les points d'amincissement les plus marqués sont à la pointe, puis à un pouce au-dessus, enfin vient la rupture qui, en dedans, présente une scissure de plus d'un pouce ; au-dessus de la scissure, un point d'amincissement s'offre encore.

L'orifice aortique présente dans ses valvules sigmoïdes beaucoup de points cartilagineux ; il y en a à la base des valvules demi-circulaires. L'aorte ascendante et descendante offre, surtout à sa crosse, des plaques cartilagineuses de grandeur variée.

Nous passons sous silence les altérations constatées dans l'abdomen.

Obs. VI (1). — Mort subite par rupture du cœur,
par M. Durand-Fardel. (Résumée.)

La nommée Matton, âgée de 73 ans, était bien conservée pour son âge. Sa santé était généralement bonne ; elle n'avait pas

(1) *Bull. Soc. anat.*; an. 1839, p. 196-198.

d'infirmités et ne présentait les signes d'aucune affection chronique. Il paraît que, il y a cinq mois, elle éprouva un étourdissement sans perte de connaissance, qui fut suivi, pendant quelques jours, de faiblesse du bras droit et de difficulté de s'exprimer.

Le 7 janvier 1839, à sept heures du matin, s'étant levée pour uriner, elle tomba sans connaissance; on m'assura qu'elle n'avait présenté alors ni raideur, ni mouvements convulsifs; il n'y eut ni vomissements, ni évacuations spontanées. Une demi-heure ne s'était pas écoulée lorsque je la vis; elle rendait le dernier soupir. Elle était très pâle, les extrémités flasques, la chaleur de la peau normale.

Autopsie, vingt-quatre heures après la mort.

(Nous passons l'examen de l'encéphale.)

Le péricarde est distendu par une grande quantité de sang noir, presque entièrement coagulé. La face externe du cœur, examinée avec soin, ne présente autre chose qu'un peu d'infiltration sanguine sous la lame péricardique qui le recouvre, un peu en arrière de son bord gauche. Cette infiltration est disposée suivant une ligne à peu près parallèle à l'axe du cœur, et s'étend depuis la base de l'appendice auriculaire gauche jusqu'à quatorze ou quinze lignes au-dessous. Aux deux extrémités supérieure et inférieure de la surface ecchymosée, la lame séreuse présentait une érosion un peu inégale, de deux à trois lignes de longueur, la supérieure horizontale et la deuxième verticale. Un trajet, légèrement sinueux, tapissé d'un peu de sang coagulé, faisait communiquer, au-dessous du feuillet du péricarde, ces deux érosions. Un stylet introduit dans l'inférieure, pénétrait presque directement dans la cavité du ventricule gauche.

Les parois de cette perforation, infiltrées à leur superficie d'un peu de sang coagulé, étaient formées par le tissu musculaire du cœur très ramolli, dans l'épaisseur de deux à trois lignes; sa couleur paraissait peu altérée, à part ce qui était dû à l'infiltration sanguine. Lorsqu'on projetait un filet d'eau, il s'élevait une sorte de chevelu qui rappelait l'aspect des foyers hémorrhagiques du cerveau.

Plus près de la pointe du cœur, il y avait un point, gros comme une aveline, ramolli, un peu infiltré de sang, sans autre altération de couleur, d'une apparence tout à fait semblable à celle des parois de la perforation. L'endocarde, autour de ces ramollissements, ne paraissait pas sensiblement altéré. Sur plusieurs points de la face interne du ventricule, il était blanchâtre et un peu épaissi. Le reste du tissu du cœur ne présentait aucune altération. Les orifices et les parois de ses vaisseaux étaient tout à fait sains. Les cavités gauches, presque vides, sans être pourtant revenues sur elles-mêmes, ne contenaient qu'un peu de sang coagulé entre les colonnes charnues de leurs parois. Il y avait une assez grande quantité de sang demi-liquide dans les cavités droites.

Infiltration séro-sanguinolente des poumons. Rien à noter dans l'abdomen.

Obs. VII (1).

M. Mascarel rapporte qu'une femme de 76 ans, assez bien portante et obèse, sujette à la dyspnée, fut prise, un matin, d'engourdissement dans le bras droit. Deux ou trois heures après, même sensation, puis, tout à coup, elle mourut. On trouva les circonvolutions larges et volumineuses. L'arachnoïde et la pie-mère contenaient de la sérosité. Le péricarde, violet à l'extérieur, était distendu par du sang liquide, et le cœur était enseveli dans une masse de fibrine. Sur le ventricule gauche, à un pouce du sommet et près de la cloison, se trouvait une scissure de quatre lignes de longueur, et formée évidemment par déchirure du tissu musculaire. Cette scissure était parallèle à la cloison. Elle était plus large en dedans qu'en dehors. Tout autour, le tissu musculaire était rouge et ramolli; l'endocarde était altéré, dépoli, et des caillots sanguins adhéraient dans cet endroit.

Obs. VIII (2). — M. Moutard-Martin présente une rupture
du cœur.

Ce cœur appartenait à une femme de 67 ans, qui mourut tout à coup, pendant sa convalescence. Elle venait d'être traitée pour un embarras gastrique et on lui avait administré des vomitifs, A l'ouverture de la poitrine, on trouva le péricarde distendu par une quantité considérable de sang, moitié liquide, moitié solide. La partie liquide avait un aspect rouge, analogue à celui du sang artériel. Sur la face antérieure du cœur, au milieu de la hauteur du ventricule gauche, près de la cloison interventriculaire, existe une fente sinueuse, de 4 à 5 millimètres de longueur, qui pénètre dans le ventricule gauche et a

____

(1) *Bull. Soc. anat.;* an. 1839, p. 258.

(2) *Bull. Soc. anat.;* an. 1843, p. 263.

donne passage au sang. La pointe du cœur est ramollie et présente dans son épaisseur une large ecchymose, qui s'étend jusqu'au tissu graisseux environnant. En ouvrant le cœur par la paroi postérieure, on trouve des caillots adhérents aux colonnes charnues, et sur la face interne de la paroi antérieure l'ulcération qui communique avec la fente déjà décrite. A son pourtour, le cœur ramolli se déchire avec la plus grande facilité. L'orifice auriculo-ventriculaire, légèrement épaissi, remplissait ses fonctions.

Obs. IX (1). — M. Simon présente une altération qu'il désigne sous le nom de rupture du cœur.

La pièce provient d'une vieille femme, morte ces jours derniers à la Salpétrière, dans le service de M. Prus. La malade est entrée à midi à l'infirmerie, le 15 février. A 7 heures du soir, pendant la visite, M. Simon la trouve dans l'état suivant : elle se plaint de douleurs vagues dans les membres, d'un peu de faiblesse ; le pouls est petit, fréquent, bat 90 à 95 fois par minute ; les battements du cœur sont sourds, précipités ; la respiration, du reste, est normale, la parole libre, et tous les organes paraissent en bon état ; la malade semblait donc en proie à une simple indisposition. Après que M. Simon l'a quittée, la malade descend de son lit pour aller sur le bassin, remonte seule dans son lit et cause un instant avec ses voisines. Cinq minutes après, une infirmière de veille trouve la malade morte dans son lit, sans qu'on ait entendu le moindre cri, le moindre effort.

A l'autopsie, faite 38 heures après la mort, toutes les lésions que l'on trouve sont bornées au cœur ; les autres organes sont sains, à part les gros vaisseaux. Le péricarde est fortement distendu, de manière à écarter les poumons, fluctuant et bleuâtre à l'extérieur. Au moment où on l'ouvre, il s'en écoule une grande quantité de sang demi-coagulé, qui pèse environ 250 grammes. Sur la face antérieure du ventricule gauche, à peu près à la moitié de sa hauteur, et près de la cloison, se voit, au premier abord, une perforation dans laquelle s'engage un caillot sanguin. Si l'on examine avec soin, on trouve qu'il existe trois perforations au lieu d'une, deux petites et une grande, toutes trois dirigées dans leur grand axe, obliquement de haut en bas et de droite à gauche, de manière à être parallèles à la direction des fibres superficielles du cœur en ce point. La plus

(1) *Bull. Soc. anat.;* an. 1846, p. 39-40.

grande perforation a ses bords dentelés irrégulièrement, et communique jusque dans la cavité ventriculaire, par l'intermédiaire d'un foyer inégal, dont les parois sont formées par un tissu musculaire un. peu déchiqueté, coloré en brun rouge ou noirâtre dans son intimité par du sang, et d'une consistance bien plus molle que le reste du tissu charnu du cœur. Les deux autres perforations sont deux sortes de fentes, presque linéaires, d'un centimètre environ de longueur, régulières, placées, l'une à droite, l'autre à gauche de la perforation principale, quoique pas à la même hauteur tout à fait. A côté, se voient encore deux éraillures, mais superficielles et ne dépassant guère le péricarde.

A l'intérieur du ventricule, dans le point correspondant à la grande perforation extérieure, se trouve une grande fente ou déchirure, de 3 centimètres environ de longueur, remplie par un caillot fibrineux superficiellement, mais noirâtre profondément; à ce niveau, une des grosses colonnes charnues valvulaires est flottante, suspendue à ses tendons, parce que sa base est détruite. Dans la lèvre de cette déchirure vient aussi aboutir, outre la grande perforation, la petite perforation extérieure droite; quant à la gauche, elle vient aboutir isolément dans la cavité ventriculaire, entre deux colonnes charnues. L'endocarde est altéré près de sa déchirure, il présente par points nombreux et épars des épaississements d'un gris blanchâtre, granuleux, et même on remarque çà et là quelques traces d'éraillures. Pas d'hypertrophie. L'artère aorte, qui fait suite à ce cœur perforé, offre à leur plus haut point tous les degrés de la transformation crétacée. Presque la totalité de la membrane interne est soulevée par des épaississements cartilaginiformes avec lesquels elle se confond; ces épaississements sont crétacés dans plusieurs endroits, et, dans quelques autres, ils ont déchiré, détruit la membrane interne, en sorte que, là, le sang se trouvait en contact avec la substance crétacée elle-même des plaques épaissies. La peau de la malade présentait aussi quelques taches de purpura.

Obs. X (1). — Rupture du cœur, par M. Campbell,
interne des hôpitaux. (Résumée.)

M. Leroy, âgé de 76 ans, pensionnaire à Sainte-Périne depuis dix ans, ayant autrefois beaucoup aimé les femmes et le jeu, d'habitudes, d'ailleurs, fort douces et ne se livrant à aucun

______

(1) *Bull. Soc. anat.*; an. 1847, p. 156-159.

excés depuis sa retraite, éprouvait de temps en temps de légers étourdissements, accompagnés d'éblouissements et de bourdonnements d'oreilles. Il était sujet à faire des chutes quand ces vertiges le prenaient. Il était doué, d'ailleurs, d'un tempérament sanguin très prononcé et jouissait d'une assez grande activité des fonctions intellectuelles et motrices. Le 3 mai dernier, il fit une chute en montant l'escalier. Une saignée de deux palettes fut pratiquée, qui soulagea immédiatement le malade. Sa santé avait paru s'améliorer de jour en jour ; il n'avait plus éprouvé de vertiges, lorsque, le 22 juillet, il se plaignit de sentir une grande pesanteur de tête, une sensation pénible d'étourdissement et une douleur qui s'étendait depuis le sternum jusque entre les deux épaules. Le pouls est faible, mais régulier, d'un rhythme normal. Les battements du cœur sont faibles, mais réguliers.

Le 23 juillet, l'embarras de tête continue. Saignée de trois palettes, sang riche, non couenneux.

Le 24, le malade ne se plaint plus ni de la tête, ni de la douleur de poitrine. Il se repose néanmoins tout le jour.

Le 25, il va bien, se lève et sort.

Le 26, il va se promener, entre au café le soir, y prend une demi-tasse de café et un petit verre d'eau-de-vie (chose qui ne lui arrivait que rarement) ; il rentre coucher dans sa chambre à dix heures du soir, et le lendemain, à huit heures du matin, il fut trouvé mort dans son lit, les jambes pendantes à terre, comme si la mort l'eût surpris au moment où il voulait appeler du secours. Le corps était presque froid.

Autopsie environ 24 heures après la mort.

Nous passons l'examen de l'encéphale.

A l'ouverture du thorax, on voit, à la région du cœur, une masse volumineuse, conique, à base appuyée sur le diaphragme, et dont le sommet est caché par les lobes supérieurs des poumons. Elle est de couleur bleuâtre, molle, élastique sous le doigt. Cette masse n'est autre chose que le péricarde énormément distendu par du sang épanché. En écartant les bords antérieurs des poumons, on voit que cette tumeur monte jusqu'à la limite du péricarde sur l'aorte et l'artère pulmonaire. Cette tumeur avait en dimension, depuis la naissance de l'aorte jusqu'à la partie inférieure gauche de la tumeur, 16 cent.; du même point jusqu'à sa base par une verticale, 12 cent.; la largeur de la tumeur, à sa base, était environ de 13 cent.

J'enlève de la cavité thoracique le cœur avec le péricarde et la crosse de l'aorte. J'incise le péricarde sur sa face antérieure ;

un caillot fort consistant, moulé sur la forme intérieure de la cavité séreuse, enveloppe le cœur et présente une grande épaisseur à la face antérieure surtout. Ce caillot pesait 430 gr. Après l'avoir détaché du cœur, on aperçoit à la partie inférieure de la face antérieure du ventricule gauche, à un pouce environ de la pointe extérieure du cœur, une fente très irrégulière, à bords déchiquetés, verticalement dirigée dans l'étendue de 2 cent. environ. De petits caillots sanguins restent adhérents aux bords inégaux de la fente. La séreuse, le tissu adipeux et le tissu musculaire du cœur offrent une teinte violacée rouge, dans l'étendue de 2 cent. environ autour de la solution.

Voilà pour l'aspect extérieur de la rupture.

En fendant le ventricule gauche, de manière à ne point intéresser la lésion, on remarque que le ventricule gauche est affecté de dilatation avec hypertrophie de ses parois. Il y a un amincissement notable de la paroi ventriculaire, à l'endroit de la rupture. Le tissu musculaire est pâle ; deux ou trois colonnes charnues sont ramollies dans leur tissu, et ont cédé au niveau de la rupture, qui est obliquement taillée dans le tissu musculaire de l'organe. A cause de l'intrication des colonnes et de la présence des aréoles par elles formées, on saisit beaucoup moins bien qu'à l'extérieur l'étendue de la lésion. Le ventricule gauche est occupé par un caillot sanguin volumineux, dont une portion pénètre dans la fente, à la manière d'un bouchon, pour aller rejoindre les eaux épanchées dans le péricarde.

Il y a rétrécissement de l'orifice auriculo-ventriculaire gauche. L'aorte, depuis sa naissance jusqu'à sa crosse, est fortement dilatée ; elle est un peu rétrécie au niveau des gros vaisseaux ; puis l'anévrisme se continue au-delà ; puis le vaisseau diminue insensiblement, de manière à former un tronc fusiforme. Il y a rétrécissement et insuffisance des valvules aortiques. Les parois de l'artère sont épaissies et encroûtées dans une fort grande étendue de plaques ossifiées et cartilagineuses. La portion thoracique de l'aorte est particulièrement ossifiée ; elle l'est surtout dans son passage dans le trou diaphragmatique.

Le tronc brachio-céphalique et les autres gros vaisseaux naissant de la crosse sont dilatés à leur origine.

L'artère coronaire gauche ou antérieure est ossifiée jusqu'au niveau de l'endroit rupturé.

Les cavités droites, l'artère pulmonaire et ses valvules n'offrent rien de particulier. Les poumons sont sains.

Rien à noter dans l'abdomen.

Obs. XI (1). — M. de Lacaze-Duthiers montre un exemple de rupture de cœur, survenue chez une femme de 78 ans. (Salpétrière, service de M. Prus).

L'orifice extérieur, autour duquel on voit une légère ecchymose, est situé à la pointe du cœur gauche, près de la cloison ; il permet à peine l'introduction d'un stylet ; celui-ci pénètre dans le ventricule correspondant, qui ne contient pas la plus petite quantité de sang. Dans le péricarde, au contraire, on trouve du liquidé et des caillots dont l'ensemble pèse 200 grammes environ ; les caillots sanguins sont représentés par un poids de 78 grammes. Le tissu du cœur ne paraît pas ramolli dans le voisinage de cette lésion. Tous les organes sont fortement congestionnés.

Obs. XII (2). — Angine de poitrine ; rupture du cœur ; ramollissement gélatiniforme de cet organe, par M. Dauner, interne des hôpitaux.

Antoine Montois, âgé de 79 ans, artiste dramatique, admis à l'hospice des Incurables depuis le mois de septembre 1854, est entré à l'infirmerie le 9 avril 1856. C'est un homme encore robuste, d'un tempérament sanguin prononcé. A l'âge de 27 ans, il a eu un rhumatisme articulaire aigu, suivi de troubles cardiaques. Depuis cette époque, il a presque constamment souffert ; de temps à autre, il éprouvait de la dyspnée, de l'étouffement, des congestions pulmonaires fréquentes. En 1850, à la suite d'une bronchite intense, il a été pris d'accès d'asthme qui, depuis cette époque, se sont reproduits avec régularité tous les trois mois et qui, depuis l'admission du malade à l'hospice, ont nécessité à plusieurs reprises son entrée à l'infirmerie. L'auscultation du cœur n'a jamais révélé l'existence d'une lésion organique ; les bruits sont sourds, il n'y a pas de souffle. Les membres inférieurs n'ont jamais été œdématiés. Dans la nuit du 8 au 9 avril 1856, Montois a été pris d'une douleur vive, lancinante, occupant la partie inférieure et latérale gauche du sternum, s'irradiant vers le cou et se propageant dans toute l'étendue du bras gauche ; en même temps, il y a une dyspnée extrême, avec imminence de suffocation. Le 9 avril, le malade est transporté à l'infirmerie.

(1) .*Bull. soc. anat.*; an 1847, p. 291.

(2) *Bull. Soc. anat.*, 2ᵉ série. t. I ; an 1856, p. 201-206.

Etat actuel : Décubitus dorsal; face rouge, injectée. Langue large, humide, recouverte d'un enduit blanchâtre; quelques nausées sans vomissements; ventre souple; constipation habituelle. Douleur constrictive siégeant à la partie inférieure du sternum et à la face interne du bras gauche, sur le trajet du nerf cubital. Cette douleur n'est pas accrue par la pression, ni par les mouvements du bras. Oppression légère; toux quinteuse, fréquente, avec expectoration de crachats muqueux. Sonorité exagérée de la poitrine à la percussion; râles muqueux et sibilants à la base des deux poumons en arrière. Pouls petit, inégal, intermittent; peau chaude et sèche. Les battements du cœur sont sourds et irréguliers; les bruits sont normaux. Ipéca, 15 décigr. Le lendemain, 10 avril, le malade se trouve beaucoup mieux; les douleurs ont complétement disparu; la dépression a beaucoup diminué sous l'influence du vomitif. La nuit a été bonne, l'appétit est revenu. Rien de particulier à l'auscultation de la poitrine et du cœur.

Montois se lève dans la journée; il se trouve complétement rétabli; il mange avec appétit. A 5 heures du soir, il regagne son lit; mais, au moment d'y monter, il pâlit, s'affaisse sur lui-même, et meurt aussitôt, sans même pousser un cri.

Autopsie faite 36 heures après la mort. Le cadavre est décoloré, les lèvres violettes; le cerveau sain, les sinus cérébraux vides. Les poumons sont emphysémateux en avant, congestionnés à la partie postérieure, à la base; ils contiennent une grande quantité de sang noirâtre.

Le péricarde est considérablement distendu : il n'offre pas de traces d'altérations anciennes, pas d'adhérences avec le cœur; il contient plus de deux litres de sang noir, à demi-coagulé. Le cœur est volumineux, entouré d'une assez grande quantité de tissu graisseux; son tissu est mou, flasque, particulièrement du côté gauche, et d'une teinte grisâtre. La partie antérieure du ventricule gauche offre une légère saillie, obstruée par un caillot noirâtre. Ce caillot, s'étant détaché sous un filet d'eau, laisse voir une déchirure des parois du cœur présentant la situation, la forme et les dimensions suivantes : scissure verticale, parallèle à l'axe du cœur, à 2 cent. 1/2 du sillon vertical antérieur de cet organe; elle a environ 1 millim. de largeur et 1 cent. 1/2 d'étendue verticale. Les bords de cette déchirure sont minces, arrondis, réguliers à la partie supérieure; dans toute la moitié inférieure, ils sont anfractueux, irréguliers, inégalement découpés et offrant une coloration rosée.

Le ventricule gauche contient une petite quantité de sang;

mais à la partie inférieure et antérieure, vers le point qui correspond à la rupture, il renferme des grumeaux de sang noir
rès adhérents, logés entre les colonnes charnues de l'organe.
En détachant ces caillots avec précaution, on voit que la cavité
du ventricule présente une déchirure beaucoup plus étendue
que la face externe. Née à quatre centimètres et demi de la
pointe du cœur, cette scissure se porte verticalement en haut
dans une étendue de trois centimètres, puis elle se coude brusquement à angle, se dirige obliquement en haut, en dedans et
à droite, dans une largeur de deux centimètres, affectant ainsi
une étendue totale de 5 centimètres. Dans sa portion verticale
elle intéresse toute l'épaisseur de la couche musculaire; tout
à fait en bas, lorsqu'on écarte les lèvres de la solution de continuité, on aperçoit le tissu adipeux qui double le cœur; plus
haut, la déchirure devient complète; il y a véritablement rupture du cœur. Dans la portion supérieure et oblique de la
déchirure, les fibres musculaires profondes sont seules intéres-
sées. Les bords de cette solution de continuité sont irréguliers,
boursouflés, très anfractueux; tout autour et dans une étendue
de plusieurs centimètres, le fibres musculaires sont ramollies,
déchiquetées, converties en une masse gélatineuse qui se détache avec facilité et qui présente une coloration jaunâtre. Les
parois du ventricule gauche sont notablement amincies. L'endocarde est complétement détruit dans toute l'étendue de la
lésion.

Les orifices et les valvules auriculo-ventriculaires et artériels ne sont pas altérés; les valvules sygmoïdes aortiques présentent bien quelques incrustations calcaires, mais elles ne
sont point insuffisantes.

Le ventricule droit est largement ouvert et contient une
petite quantité de sang noirâtre, à demi-coagulé.

Les autres organes n'offraient pas d'altérations.

Réflexions. — On voit qu'il s'agit dans cette Observation d'un
ramollissement gélatiniforme du cœur, que M. Blaud a décrit
comme très commun chez les vieillards. Cette altération progressive des fibres musculaires, converties en un amas gélati-
neux, est, à n'en pas douter, la cause de la rupture du cœur.
Mais le malade a eu un rhumatisme articulaire aigu dans sa
jeunesse, suivi de manifestations et de désordres du côté de la
circulation. N'est-on pas en droit de se demander si le ramollissement des fibres musculaires et la rupture qui en a été la
conséquence ne pourraient pas être consécutifs à une lésion
chronique de l'endocarde? La profession du malade doit-elle

entrer aussi en ligne de compte dans l'étiologie de cette rupture du cœur? Nous sommes portés à le croire. Tous les auteurs ont noté cette influence sur la production des ruptures cardiaques, de l'exercice soutenu de l'art dramatique, qui accélère si fréquemment les battements du cœur dans la peinture des passions.

Cette Observation, qui nous montre une déchirure plus étendue à l'intérieur qu'à l'extérieur, est en opposition avec l'opinion de M. Blaud, qui établissait, en thèse générale, que la lésion s'effectuait de dehors en dedans, comme quand on brise un roseau, et qui a toujours vu une déchirure plus étendue en dehors que dans la cavité ventriculaire.

Obs. XIII (1). — M. Bertin présente une rupture spontanée du cœur. (Résumée.)

M... (Thérèse), veuve L..., âgée de 71 ans, entrée à la Salpétrière il y a huit ans, a présenté quelquefois des symptômes légers d'aliénation mentale, qui ont motivé deux fois (mars et juin 1857) son admission dans un service spécial, d'où elle sortit le 20 août de la même année, pour rester depuis dans un des dortoirs affectés à la vieillesse.

Le 13 avril 1858, elle fut prise le matin de malaise avec sensation pénible à la région précordiale, suivi de quelques vomissements. Elle fut transportée à l'infirmerie à 3 heures de l'après-midi. En y arrivant, elle mourut subitement.

Autopsie 40 heures après la mort. Le corps offre un embonpoint remarquable. Les parois abdominales ont jusqu'à 3 centimètres de graisse en épaisseur. Les poumons offrent quelques traces d'emphysème et de congestion hypostatique.

Le péricarde est distendu. A l'ouverture de cette poche, on constate la présence d'un caillot sanguin qui la remplit complétement. Ce caillot étant enlevé, le cœur offre à sa surface extérieure une couche épaisse de graisse sur le bord gauche du ventricule gauche; à la partie moyenne se trouve une fente de 3 cent. de longueur, oblique de haut en bas et d'arrière en avant. Cette fente est bridée à sa partie supérieure par le feuillet viscéral de la séreuse du péricarde, de sorte que l'ouverture est réduite à 15 millim. Plus en arrière, et à droite de cette fente, à 15 millim., se trouve une tache oblique dans le même sens que la fente précédemment citée, formée par du sang épanché sous la séreuse. L'ouverture du ventricule gauche

(1) *Bull. Soc. anat.*, 2ᵉ série; an. 1858, t. III, p. 219-220.

fait constater une fente oblique, correspondant à l'orifice qui se remarque sur la face extérieure. Cette fente, ou cet orifice, offre un aspect tel qu'elle semble formée plutôt par écartement des fibres musculaires que par rupture. Plus à droite, derrière la grosse colonne charnue du premier ordre de la face droite du ventricule, et comme caché par elle, se trouve un écartement de fibres musculaires, correspondant à la tache située en arrière de l'orifice de communication du ventricule avec le péricarde, et que nous avons signalée. La séreuse du péricarde empêche seule la communication dans ce second endroit. A la pointe du ventricule gauche, sur la face droite, se voit une tache blanchâtre de 5 cent. de diamètre, trace d'une endocardite ancienne. Au milieu de cette tache, on voit un caillot sanguin adhérent, de la grosseur d'une amande. L'aorte est remplie d'incrustations.

Obs. XIV (1). — M. Larcher montre une perforation spontanée du ventricule gauche du cœur, avec dégénérescence graisseuse de cet organe, survenue chez un homme de 75 ans.

Dans cette pièce, le péricarde, fortement distendu, contenait 230 grammes de sang en caillots, et 20 grammes de sang liquide. Le cœur est d'un volume ordinaire; il est recouvert de graisse d'une manière presque complète, et présente à sa face antérieure deux ecchymoses. L'une d'elles offre à son centre une ouverture linéaire, longue de 1 centimètre, irrégulière, et dont les lèvres déchiquetées s'écartent assez facilement; l'autre, longue de 2 centimètres, située un peu plus bas et à droite de la précédente, fait à la surface du cœur une saillie très légère.

Il semblait, au premier abord, qu'il y avait perforation du ventricule droit; mais, en introduisant un stylet par l'ouverture extérieure, on pénétrait dans le ventricule gauche, et une incision, pratiquée dans un point opposé à la rupture, fit apercevoir, entre les colonnes charnues, le stylet qui avait pénétré de dehors en dedans. Ce fait confirme la justesse de l'observation que M. Cruveilhier a déjà faite depuis logtemps, à savoir que, dans les cas de ruptures spontanées survenues dans des circonstances analogues, les deux orifices ne se correspondent pas directement; il y a, en quelque sorte, un trajet fistuleux. Ce trajet, ici peu étendu, était d'ailleurs rempli par de petits caillots. Le tissu de l'organe offre une certaine laxité à

____

(1) *Bull. Soc. anat.*, 2ᵉ série ; an. 1864, t. IX, p. 2-4 (Résumée).

peu près uniforme. Il est surtout recouvert d'une abondante
couche de graisse, et ne paraît friable qu'en deux points : au
niveau de la perforation d'abord, puis au niveau de la seconde
tache ecchymotique existant à la surface externe de l'organe.
La présence de cette seconde tache, la disposition du tissu du
cœur à son niveau indiquent suffisamment la marche graduelle
qu'a suivie la perforation avant de se produire ; et, de son côté, la
disposition même de la partie perforée rend compte de la manière lente et graduelle dont les accidents ultimes se sont mani-
festés sur le vivant.

Enfin, à la face interne de l'aorte, on voit des saillies produites par des ossifications ; en même temps, une plaque de
même nature, développée dans l'épaisseur du vaisseau, le tout
siégeant sur la paroi inférieure, immédiatement au-dessous et
à gauche de la naissance de la sous-clavière gauche. Au niveau
de ces ossifications, le calibre de l'artère était obstrué en partie
par un caillot adhérent par trois petits pédoncules, et offrant un
prolongement qui paraît s'y être adjoint après la mort. Comme
symptômes, accidents de dyspnée, terminés par une syncope.

L'auteur admet que la mort n'arrive que quand le ventricule,
par la pression constante et progressive qu'il éprouve de la
part du sang épanché, n'en peut plus lui-même admettre de
nouyeau dans sa cavité.

Obs. XV (1). — Rupture du cœur.

M. Prévost présente les pièces anatomiques d'une femme
âgée, morte à la Salpétrière, dans le service de M. Vulpian.

Il n'y a rien d'appréciable dans les divers organes : cerveau,
poumons, utérus.

Cœur. La cavité péricardique contient un énorme caillot
rouge, qui enveloppe tout le cœur, qui présente un volume
normal. Le cœur est très adipeux et, en certains points appartenant surtout au ventricule gauche, il semble même être complétement transformé en graisse. A la face antérieure des ventricules existe une sorte de fissure longitudinale qui laisse facilement pénétrer un stylet et qui communique avec le ventricule gauche, tout près de la cloison interventriculaire. Elle
offre la longueur d'environ un centimètre. Le tissu musculaire
du cœur est infiltré de graisse, et, à l'examen microscopique,
les muscles des colonnes charnues contiennent de très nombreuses granulations graisseuses ; les veines du cœur sont dila-

(1) *Bull. Soc. anat.*, 2ᵉ série ; an. 1865, t. X, p. 33-34.

tées, et il semble en plusieurs endroits s'être fait, dans les muscles du cœur, et près de la surface de cet organe, de véritables hémorrhagies interstitielles, qui pourraient bien n'être que le début de lésions analogues à celle qui a causé la mort.

Les renseignements que j'ai été prendre dans le dortoir de cette femme, m'ont appris qu'elle était mal portante depuis quelques années, souffrant de fréquents accès d'étouffements ; on avait même songé à la faire entrer à l'infirmerie. La mort fut subite ou plutôt dura quelques minutes ; elle appela avec anxiété la fille de salle, lui demandant à boire, et, pendant que celle-ci voulait lui verser de l'eau, elle mourut sans pousser un cri.

Obs. XVI (1).

M. Laurent présente le cœur d'un homme de 46 ans. Ce cœur, très hypertrophié, est surchargé de graisse ; les fibres ont subi la dégénérescence graisseuse, puis il s'est fait une rupture. Les valvules sont saines. Le péricarde contenait un caillot membraniforme qui enveloppait le cœur et qui pesait 250 grammes.

Dans une des coupes du tissu cardiaque, on tombe sur un noyau apoplectique, siégeant au milieu des fibres musculaires.

Obs. XVII (2). — Note sur une pièce présentée à la Société anatomique par M. H. Hallopeau, interne provisoire à l'hospice des Incurables (hommes), dans le service de M. Archambault. (Résumée.)

Le malade, nommé Bardel, âgé de 62 ans, était couché dans une salle d'infirmes, atteint, consécutivement à une fracture du rachis, de paraplégie incomplète ; depuis quelques temps, sa santé générale, jusque-là satisfaisante, paraissait s'altérer ; légèrement obèse de longue date, il avait pris, dans ces derniers mois, un énorme embonpoint ; un peu d'œdème autour des malléoles, une dyspnée peu intense, revenant presque toutes les nuits, s'aggravant quand il faisait quelque effort, venaient dénoter, en l'absence de signes physiques, que la circulation ne se faisait pas bien

Le 15 août, vers 6 heures du matin, il est pris tout à coup de dyspnée, d'anxiété précordiale, de douleurs vives dans la poi-

(1) *Bull. Soc., anat.*, 2ᵉ série ; an. 1866 ; t. XI, p. 122.
(2) *Bull. Soc. anat.*, 2ᵉ série ; an. 1866, t. XI, p. 379-384.

trine. En arrivant près de lui, nous le trouvons assis sur son lit, la face très pâle, couverte de sueur, les lèvres bleuâtres. La dyspnée nous paraît différente de celles que provoquent les affections des voies respiratoires; tandis que sa physionomie exprime la plus vive souffrance, qu'il accuse toutes les sensations de l'angine asphyxique, la respiration reste relativement calme; on n'observe pas ces efforts violents, ce soulèvement brusque des côtes, ces contractions énergiques de tous les muscles inspirateurs, qui caractérisent les accès de suffocation; les mouvements respiratoires sont à peine accélérés. Le pouls est petit, peu fréquent; l'impulsion cardiaque, à peine perceptible; les bruits sourds, comme éloignés, ce qu'explique l'épaisse couche de tissu adipeux qui les sépare de l'oreille, mais bien distincts et exempts d'altération; la matité normale. Le murmure vésiculaire est affaibli, mêlé à des bulles nombreuses de râles sous-crépitants, qui s'entendent surtout dans la fosse sous-épineuse. Pas de troubles digestifs. Des sinapismes, l'application de ventouses sèches n'apportent aucun soulagement. Pendant toute la journée, l'état du malade reste le même. A 6 heures du soir, l'auscultation, la percussion ne révèlent aucune signe nouveau; la matité cardiaque n'est pas exagérée; le symptôme le plus pénible est la douleur qui se fait sentir très vivement dans toute la partie supérieure du thorax, s'irradiant vers les épaules et les parties latérales du cou.

Vers 7 heures du soir, le malade consent à entrer à l'infirmerie; il s'y rend à pied, monte un étage presque sans aide. A peine est-il couché que, subitement, l'anxiété devient extrême; la face prend, au dire des assistants, une teinte violacée, noirâtre; il suffoque, et la mort survient après quelques minutes d'agonie.

Autopsie. — Ce qui frappe tout d'abord à l'ouverture du cadavre, c'est la polysarcie. Le tissu adipeux forme, sous la peau du thorax et de l'abdomen, une couche qui mesure près de 4 centim. d'épaisseur; partout, sous le péritoine, dans le mésentère, dans le médiastin, dans les interstices musculaires, autour des vaisseaux, l'on voit la graisse accumulée en quantité énorme. Le système musculaire ne paraît généralement pas avoir souffert dans sa nutrition; les muscles abdominaux, les pectoraux, les grands dentelés, sont remarquablement développés, épais, volumineux, d'un rouge vif.

Dans les poumons, congestion intense; le tissu, presque noir dans plusieurs parties, se déchire facilement; une grande quantité de sang s'écoule à la coupe.

Le péricarde semble distendu; incisé, il laisse échapper un énorme caillot pesant près de 350 gr., paraissant comme moulé sur sa cavité.

La surface du cœur est presque entièrement masquée par une couche de tissu adipeux, plus épaisse à la base et au niveau des sillons.

Sur la face antérieure du ventricule gauche, vers l'union des 2/5 inférieurs avec les 3/5 supérieurs, non loin du sillon médian, existe une fissure dirigée un peu obliquement de haut en bas et de gauche à droite, nettement limitée par des bords réguliers, mesurant une longueur de 1 centimètre 1/2 environ; elle est obturée par un caillot. Plus en dedans, se trouvent deux taches noirâtres, allongées dans le même sens que la fissure; en incisant la couche mince de tissu qui les recouvre, on pénètre dans deux petits foyers creusés dans l'épaisseur de la paroi cardiaque, remplis de sang coagulé.

Dans la cavité du ventricule gauche, à la partie antérieure, près du sinus que forme la paroi gauche en s'unissant à la cloison, l'on voit, après avoir chassé sous un filet d'eau quelques caillots et quelques détritus fibrineux, une solution de continuité ; autour, les colonnes charnues de troisième ordre sont pour la plupart rompues; leur tissu est très friable.

Un stylet, introduit dans l'ouverture, passe directement, sans violence, par la fissure décrite à la surface ; si on incline l'instrument un peu en dedans, on le fait successivement pénétrer sans difficulté dans les deux petits foyers ; mais le trajet est oblique, et, pour arriver au plus interne, il faut cheminer dans l'épaisseur de la cloison.

Le tissu musculaire du cœur est partout ramolli, friable ; sa couleur, pâle, jaunâtre.

L'examen microscopique de la pièce, pratiqué par M. Hénocque, donne les résultats suivants :

Le cœur présente un développement considérable de la graisse interstitielle. Entre les faisceaux musculaires, on trouve une grande quantité de tissu adipeux qui les sépare et donnait l'aspect jaunâtre à l'œil nu. Près de la rupture, les faisceaux de fibres musculaires sont séparés par des traînées de tissu cellulo-adipeux et commencent à être déjà plus pâles, plus minces, plus fragiles qu'à l'état normal et loin de la lésion. Au niveau de la rupture, on trouve un développement considérable de tissu cellulo-adipeux, et, autour de la perforation, on retrouve à peine quelques fibres musculaires rétrécies, variqueuses, pâles et devenues finement granuleuses. Le sang a coloré ces divers éléments par infiltration.

Il n'y a dans cette Observation aucun fait qui n'ait été signalé. Il est rare pourtant que les symptômes asphyxiques persistent aussi longtemps avant la terminaison fatale. M. Niemeyer, citant des cas analogues, en voit la raison anatomique dans l'écoulement lent et graduel du sang par la fissure d'abord très étroite. La péricarde se distend peu à peu jusqu'au moment où la crevasse s'agrandit brusquement.

Il ne nous semble pas que les faits observés chez notre malade puissent se prêter à cette interprétation.

Si, en effet, les choses se passaient de la sorte,

1° Les accidents, s'aggravant à mesure qu'augmenterait l'épanchement, présenteraient une marche progressive;

2° L'accumulation dans le péricarde d'une quantité de sang assez considérable pour gêner les mouvements du cœur donnerait lieu à une matité appréciable;

3° Le sang coulant difficilement, lentement, par un pertuis étroit, devrait déposer de la fibrine sur les bords de l'ouverture, se coaguler au fur et à mesure et former plusieurs caillots d'aspect irrégulier, de volume inégal.

Nous avons vu, au contraire, dans notre Observation :

1° Les symptômes asphyxiques rester pendant treize heures stationnaires, sans s'aggraver ni s'atténuer;

2° L'examen du thorax ne révéler aucune matité anormale;

3° Le caillot unique, parfaitement régulier, lisse, homogène pour ainsi dire.

Nous nous croyons autorisé, par la marche des accidents et l'examen anatomique, à rapporter à l'irruption du sang dans l'épaisseur du muscle cardiaque les symptômes asphyxiques observés chez notre malade ; c'est plus tard seulement, au dernier moment, que le foyer s'est ouvert en un point et a provoqué la mort. Peut-être aussi d'importants filets cardiaques étaient-ils comprimés ; on se rendrait compte ainsi et de la gêne des fonctions cardiaques et de ces douleurs si pénibles, rappelant par leur violence, leur siége, leurs irradiations vers les épaules, les douleurs de l'angine de poitrine.

Obs. XVIII (1). — Tumeur épithéliale de l'arachnoïde. — Rupture du cœur. — Mort. — Autopsie. — Par M. Bourneville, interne des hôpitaux. (Résumée.)

R..., âgée de 86 ans, admise il y a une dizaine d'années à la

____

(1) *Bull. Soc. anat.*, 2ᵉ série; an. 1867, t. XII, p. 353-357.

Salpétrière, est morte subitement le 8 décembre 1866. Lorsque nous la vîmes, quelques instants après la terminaison funeste, les membres étaient dans la résolution la plus complète. Partout la peau était très pâle, sans trace de cyanose; nulle altération des traits. En interrogeant la surveillante et les filles de service, nous avons obtenu quelques renseignements, malheureusement assez vagues.

A son arrivée à l'hospice, cette femme était déjà frappée de cécité. En raison de son infirmité, et bien qu'elle ne fût point paralysée, elle ne pouvait sortir qu'en implorant l'assistance de ses compagnes. Les fonctions digestives étaient bonnes ; rien dans ses allures ne dénotait une affection des organes de la respiration ou de la circulation; ni toux, ni dyspnée, ni œdème des jambes. Elle était maigre, anémique, ne se plaignait jamais d'aucune souffrance.

L'ouïe était devenue un peu dure. L'odorat et le goût étaient intacts, dit-on. Parfois, céphalalgie. Dans les premières années de son séjour à la Salpêtrière, l'intelligence était bonne. Elle avait quelquefois des reparties vives, spirituelles. Mais depuis quelque temps les facultés avaient baissé, la mémoire était incertaine.

Plus fréquemment qu'autrefois, et presque quotidiennement, elle entrait, à propos des circonstances les plus futiles, dans des colères extrêmement violentes. Elle se plaignait de tout le monde : de ses voisines, des filles de service. On la volait, disait-elle ; elle voulait retourner à Neuilly, où, naguère, elle habitait. Son mari, chaque soir, venait la visiter. Y avait-il onanisme ? On ne sait.

Le 8 décembre, au matin, elle ne prit qu'un peu de lait, elle se trouvait légèrement indisposée, attribuant cet état de malaise aux aliments de la veille qui ne passaient pas. Vers dix heures et demie, cette situation s'aggrava. Elle pâlit davantage et mourut pour ainsi dire en parlant. La journée du 7, la nuit, avaient été bonnes.

Selon son habitude, elle s'était mise en colère, sans que cette excitation eût rien offert de plus que les autres jours.

Autopsie le 9 décembre à 11 heures.

Rigidité cadavérique médiocrement prononcée.

Nous passons sous silence les altérations de l'encéphale.

Thorax. Les poumons sont un peu congestionnés, le gauche plus que le droit. Tous deux pèsent 250 grammes.

Le péricarde, considérablement distendu, écarte l'un de l'autre les poumons. Il renferme une grande quantité de sang liquide ou coagulé. Le caillot noir, couleur de gelée de groseille, forme au cœur une enveloppe incomplète. Réuni au sang liquide, son poids s'élève à 240 gr. Entre les deux feuillets du péricarde on trouve une petite nappe de sang.

Débarrassé de ses caillots, le cœur présente des traînées graisseuses, principalement au niveau du sillon auriculo-ventriculaire. Vers l'extrémité inférieure de l'une des branches que l'artère coronaire antérieure fournit à la face correspondante du ventricule gauche, on voit une fente, longue d'un centimètre environ, à bords sinueux et noirâtres.

Quand on ouvre le ventricule gauche légèrement hypertrophié, il s'écoule un peu de sang liquide. L'on ne découvre qu'un petit caillot noir, se continuant dans la plaie. Le tissu cardiaque n'est pas surchargé de graisse ; sa coupe a une coloration d'un brun rougeâtre, semblable à celle des feuilles mortes. La valvule mitrale est saine. A la base de l'une des valvules sygmoïdes de l'aorte on sent un noyau calcaire ; le nodule d'une autre valvule est également épaissi.

L'artère coronaire gauche, la graisse étant enlevée, paraît dure, noueuse par places. Après l'avoir incisée, on voit près de son origine, à l'émergence d'une artériole, un épaisissement notable de ses parois, et plus loin, au niveau de la branche qui se rend à la rupture, il existe une plaque calcaire oblitérant presque complétement le calibre du vaisseau. Nul caillot dans son intérieur.

Des parcelles du tissu du cœur, prises dans des points éloignés de la rupture et ne répondant pas aux artères oblitérées, ont une striation très nette, disparaissant graduellement par l'action de l'acide acétique et laissant voir alors une striation longitudinale bien accusée. Ni altération des éléments nucléaires, ni granulations graisseuses dans l'épaisseur du faisceau primitif. Mais on rencontre dans l'épaisseur de ces faisceaux et disposées en traînées, suivant l'axe de ces fibres, des granulations jaunes, réfringentes, un peu anguleuses, résistant aux effets de l'acide acétique et ne paraissant pas être de nature adipeuse.

Dans les parties voisines de la rupture, dépôts semblables de granulations pigmentaires, avec la même disposition et dans les mêmes proportions.

Dans les faisceaux primitifs, il y a de plus des granulations moléculaires et des gouttes graisseuses interposées aux éléments contractiles. Ces derniers ont un aspect grenu. Leur striation transversale est moins marquée et ils n'offrent pas de striation longitudinale, ni avant, ni après l'action de l'acide acétique. Les noyaux qui ne paraissent pas multipliés, présentent, de distance en distance, un léger degré d'altération granulo-graisseuse. Telles sont les données fournies par l'examen histologique de M. Ch. Bouchard.

L'aorte, dans toute son étendue, est parsemée de plaques athéromateuses, jaunâtres ou calcaires. Peu nombreuses sur la crosse aortique et les branches qui en partent, elles se multiplient de plus en plus, à mesure que l'on approche de la bifurcation. En outre, il y a quatre ou cinq abcès athéromateux, dont les principaux occupent l'aorte abdominale. L'aorte et ses branches ne contiennent pas de caillots, mais du sang liquide en assez grande abondance. Les artères iliaques ont également subi la dégénération athéromateuse et calcaire. Il en est de même des artères de la base de l'encéphale.

(Nous ne parlons pas des altérations notées dans l'abdomen.)

Obs. XIX (1). (Résumée.) — Infarctus multiples avec ramollissement dans plusieurs organes ; rupture de la paroi antérieure du ventricule gauche, par MM. Magnan et Bouchereau, médecins du bureau central d'admission des asiles d'aliénés de la Seine.

La nommée L..., Marie, âgée de 60 ans, est conduite au bureau d'admission des asiles d'aliénés de la Seine (Sainte-Anne), le 4 mai 1867.

Cette femme, dont la santé habituelle était bonne, présentait, depuis quatre ans, un affaiblissement léger de la mémoire, un peu d'embarras de la parole, et parfois quelques étourdissements.

Il y a quinze jours environ, elle a été prise de cécité subite, sans perte de connaissance, sans troubles appréciables du côté de la motilité ou de la sensibilité ; sept jours après, il survient de l'agitation avec cris, de l'incohérence dans les paroles et une perte de connaissance momentanée. L'agitation continuant, la malade est amenée au bureau d'admission. A son entrée, on constate les phénomènes suivants : fièvre assez vive, s'accompagnant de désordres dans les actes ; la malade, placée au lit, essaye de se lever, rejette les couvertures, pousse des cris sans

(1) *Mémoires de la Société de Biologie*, 4e série, an. 1867, vol. XIX. Compte rendu des séances, p. 82-85.

articuler un mot, ne répond à aucune question; toutefois, quand on l'interroge, elle paraît entendre. La vision est abolie, la motilité est affaiblie, mais sans hémiplégie ni paralysie véritable. Le pied gauche et l'extrémité inférieure de la jambe gauche sont infiltrés; la face interne de la jambe gauche est douloureuse au toucher; l'on sent sous le doigt un cordon noueux, dans la direction de la veine saphène interne. La fièvre continue, l'agitation persiste; l'œdème de la jambe gauche augmente, et, en plusieurs points, la peau du membre présente des taches violacées.

La malade s'affaiblit de plus en plus, et la mort arrive à 11 heures du soir, le 7 mai.

L'autopsie est faite 41 heures après la mort.

(Nous passons sous silence les altérations encéphaliques.)

Cavité thoracique. — Le péricarde est distendu par du liquide et présente une teinte bleu foncé par transparence; quand on l'incise il s'échappe une certaine quantité de sérosité sanguinolente et une masse de sang noirâtre d'environ 300 grammes. Sur la face antérieure du cœur, tout près du sillon auriculo-ventriculaire, en approchant de la pointe, on aperçoit une ecchymose, plus colorée au centre qu'à la circonférence, au milieu de laquelle on distingue une plaie, ou plutôt une légère éraillure à bords irréguliers; le tissu, en cet endroit, est altéré. Quand on examine la paroi interne, on voit des colonnes charnues brisées irrégulièrement, d'autres rompues d'une façon plus nette, ce qui semble indiquer que ces dernières n'ont cédé qu'au dernier moment; on reconnaît alors l'orifice interne de la plaie par laquelle le sang s'est échappé du ventricule gauche; le tissu musculaire est ramolli, coloré en brun rougeâtre. On peut enlever facilement avec le manche du scalpel des débris de tissu altéré.

Aorte. — Sur le bord libre d'une des valvules sigmoïdes siége une végétation de la grosseur d'une petite mûre, à surface très irrégulière; les valvules sont indurées à leur base. L'aorte a subi l'altération athéromateuse; en quelques points, on trouve des plaques athéromateuses, variant, en étendue, de la largeur d'une pièce de 50 centimes à celle d'une pièce de 1 franc.

Les artères coronaires ont été examinées, ainsi que leurs branches, et l'on n'a pas trouvé de caillots oblitérant le vaisseau; malgré le soin apporté dans cette recherche, une branche artérielle peut avoir été négligée.

Les poumons offrent une coloration rouge; le tissu crépite; pas de noyaux apoplectiques dans leur épaisseur.

(Nous passons sous silence les lésions constatées dans la cavité abdominale.)

Vaisseaux. — L'aorte présente, en différents points de son étendue, des plaques athéromateuses, plus particulièrement au niveau de la crosse et dans sa partie abdominale. Vers la terminaison de l'aorte, les plaques sont dures, résistantes, calcifiées même; leur étendue varie; quelques-unes sont ulcérées. Au niveau de la bifurcation de l'aorte existe un caillot fibrineux qui se prolonge dans les artères iliaques. Vers la terminaison de l'iliaque primitive droite, on trouve un caillot fibrineux; l'hypogastrique droite contient également un caillot.

Dans la partie inférieure de l'iliaque externe du côté droit, on observe un caillot très étendu, qui remplit la cavité du vaisseau; de même dans l'artère crurale, qui paraît complétement obstruée.

La veine saphène interne du côté gauche a cessé d'être perméable au sang jusqu'au niveau du genou; des plaques bleuâtres se remarquent sur les téguments en plusieurs points qui correspondent au trajet de cette veine; on trouve du sang épanché dans le tissu cellulaire sous-jacent.

Les muscles du mollet, du côté gauche, contiennent des foyers de sang épanché.

La coïncidence de lésions viscérales nombreuses, produites par un mécanisme analogue à celui qui donne lieu à un ramollissement cérébral, fait l'intérêt de cette Observation.

La présence d'un caillot oblitérant complétement la cavité d'une artère cérébrale, la paroi artérielle restant saine, explique suffisamment la cause du ramollissement cérébral; d'autres branches artérielles moins volumineuses contenaient aussi de la matière athéromateuse, les parois n'étant pas altérées.

Quant à la rupture du cœur, elle a été le résultat d'un travail morbide comparable à ce qui s'était passé pour le ramollissement cérébral. L'on n'a pas trouvé, il est vrai, le caillot qui devait oblitérer, dans un point de son parcours, l'artère coronaire; malgré le soin apporté dans ce genre de recherches, il est facile de négliger une branche artérielle. Cependant, en rapprochant ce fait d'autres Observations publiées, dans lesquelles on a pu constater la présence de caillots oblitérants produisant des lésions tout à fait comparables, il est naturel d'admettre que le ramollissement de la paroi ventriculaire reconnaît pour cause une oblitération artérielle.

Les infarctus de la rate et des reins n'offrent rien de particulier à noter.

Les branches artérielles qui ont pour origine la terminaison de l'aorte contenaient des caillots d'une étendue variable ; quelques-unes même cessaient d'être perméables au sang ; le système veineux, lui-même, était envahi dans un des membres ; du sang se trouvait épanché au milieu du tissu cellulaire et des muscles. Si la vie de la malade se fût prolongée, le membre aurait été certainement atteint par la gangrène.

Obs. XX (1). — Infarctus de la paroi du ventricule gauche, coïncidant avec une oblitération d'une des branches collatérales de l'artère coronaire antérieure. — Rupture spontanée du cœur. — Hémorrhagie dans la cavité du péricarde. Par M. Croisier, interne des hôpitaux.

Le nommé B..., âgé de 89 ans, meurt subitement dans son dortoir (hospice de Bicêtre), le 15 juillet 1869.

Autopsie. — Le péricarde, distendu, contient dans sa cavité un caillot noirâtre pesant 250 grammes, entourant le cœur de tous côtés. Le péricarde contient en outre 290 grammes de sérosité sanguinolente. Ce caillot étant détaché de la surface externe du cœur, sur laquelle il était immédiatement appliqué, on aperçut sur la face antérieure du ventricule gauche, à 2 centimètres environ du sillon antérieur et à 3 centimètres de la pointe, deux petits orifices (3 à 4 millimètres de longueur), obliques de haut en bas et de droite à gauche, placés l'un au-dessus de l'autre et séparés par quelques fibres du myocarde restées intactes. Entre leurs lèvres se trouvaient de petits caillots noirâtres, qui se rattachaient vraisemblablement au caillot contenu dans le péricarde. Un peu au-dessus de ces orifices, parallèlement à eux, se voyait une traînée rougeâtre, rectiligne, longue d'un centimètre, correspondant à un écartement des fibres du myocarde, sans rupture du péricarde.

Le ventricule gauche ne contient que quelques petits caillots récents, imbriqués au milieu des colonnes charnues de second ordre, qui correspondent à l'angle que forment par leur réunion la cloison interventriculaire et la paroi antérieure du ventricule gauche. Aucun orifice n'est aperçu de ce côté ; ce n'est qu'après avoir incisé quelques-unes de ces colonnes charnues, qu'on voit un caillot se prolonger dans l'intérieur de la paroi par un orifice interne. Entre cet orifice et l'externe que nous

(1) *Bull. Soc. anat.*, 2ᵉ série ; an. 1869, t. XIV, p. 164-165.

avons décrit, il existait un canal oblique de haut en bas et long de deux centimètres environ; il contenait un caillot noirâtre.

La portion du myocarde correspondant à la rupture n'offrait, à l'extérieur, aucune altération appréciable. A la coupe, le myocarde était, à ce niveau, un peu ramolli et d'une coloration gris blanchâtre, parsemée de taches rosées, ecchymotiques.

L'examen histologique fit voir que les fibres musculaires, comprises dans ce foyer de ramollissement, étaient brisées et qu'elles offraient une dégénérescence graisseuse très avancée. (Fait avec l'aide de M. Hayem.)

Le tronc de la coronaire antérieure ne contenait pas de coagulation, mais la cavité de cette artère était rétrécie par une dégénérescence scléro-athéromateuse et calcaire très prononcée, qui s'étendait jusque sur les collatérales. L'une de ces branches, se dirigeant vers le foyer de ramollissement, offrait, un peu avant sa bifurcation, une sclérose annulaire qui rétrécissait considérablement la cavité de cette artériole; celle-ci, immédiatement au-dessus de ce rétrécissement, était complétement oblitérée par un caillot noirâtre, ferme et un peu adhérent.

Le ventricule gauche était hypertrophié. Les fibres du myocarde, examinées en dehors de l'infarctus, contenaient des granulations graisseuses et une grande quantité de granulations pigmentaires. L'artère coronaire postérieure était également scléro-athéromateuse. Il n'existait pas d'infarctus dans les autres organes. La production de la rupture du cœur, dans ce cas, peut être rattachée à un infarctus de la paroi. Celle-ci, offrant une résistance moindre en ce point, en raison du ramollissement du tissu, aura cédé sous l'effort du sang au moment de la systole. Quant à la coagulation que contenait l'artériole, elle peut être considérée comme le résultat d'une thrombose, en raison de la dégénérescence très prononcée des artères coronaires et surtout de la branche collatérale sur laquelle le caillot s'était développé.

D'ailleurs, on ne trouva dans le système circulatoire rien qui pût expliquer une embolie.

Obs. XXI. (1). — Rupture spontanée du cœur, liée à une altération granulo-cireuse des fibres du myocarde; mort subite. Par M. Croisier, interne des hôpitaux.

Le nommé D..., âgé de 70 ans, meurt subitement dans son

(1) *Bull. Soc. anat.* 2ᵉ série; an. 1869, t. XIV, p. 268-270.

dortoir (hospice de Bicêtre), le 14 mai 1869. Pas de renseignements sur les antécédents.

Autopsie. — Nous n'insisterons que sur la lésion qui a causé
la mort.

Le péricarde, distendu, contient dans sa cavité un caillot
noirâtre, pesant 350 grammes ; ce caillot entoure le cœur dans
sa totalité. Le péricarde contient, en outre, une petite quantité
de sérosité sanguinolente.

Cœur. — Hypertrophie excentrique assez prononcée, portant
surtout sur le ventricule gauche.

Sur la face antérieure du ventricule gauche se voit une solution de continuité, oblique de haut en bas et de droite à gauche, d'une étendue de 12 à 13 millimètres, siégeant à 2 centimètres environ au-dessous du sillon auriculo-ventriculaire, et
vers le milieu de l'espace compris entre le sillon interventriculaire antérieur et le bord gauche du cœur. Les lèvres de cette
solution de continuité sont légèrement échancrées et irrégulières ; dans leur interstice se trouvent de petits caillots noirâtres qui se rattachent au gros caillot contenu dans le péricarde.
Cette rupture est interrompue, vers la réunion de son tiers supérieur avec deux tiers inférieurs, par quelques fibres du myocarde restées intactes, qui s'étendent d'une lèvre à l'autre.

Le ventricule gauche ne contient pas de caillot. L'orifice interne de la rupture correspond à l'extrémité supérieure du
pilier gauche de la valvule mitrale, et il se trouve caché en
partie par les cordages tendineux qui partent de ce pilier. Les
lèvres de cet orifice sont échancrées et comme mâchées. Son
siége correspond, à peu de chose près, à celui de l'orifice
externe ; une coupe de la paroi, faite perpendiculairement à la
rupture, fait voir que le trajet qui réunit les deux orifices n'est
pas direct, mais qu'il est sinueux ; d'abord oblique dans un
sens, il le devient ensuite dans le sens opposé.

L'artère coronaire antérieure, la branche auriculo-ventriculaire et leurs diverses ramifications ont été ouvertes le plus
près possible de la rupture ; on n'y a pas trouvé d'oblitération.
Les parois de l'artère coronaire présentaient quelques plaques
scléro-athéromateuses, qui rétrécissaient fort peu le calibre du
vaisseau. Il n'existait pas d'infarctus dans les autres organes.

La portion du myocarde où siége la rupture ne paraît altérée
(vue à l'extérieur) ni dans sa consistance, ni dans sa coloration. Mais, à la coupe, la fente qui réunit les deux orifices est
entourée d'une zone de 3 ou 4 millimètres, légèrement ramollie,

d'une coloration blanc jaunâtre, parsemée d'un pointillé hémorrhagique.

Examen histologique (fait par MM. Vulpian et Hayem) au niveau de la rupture :

Les fibres musculaires du myocarde sont infiltrées de granulations graisseuses ; elles ne sont pas toutes altérées au même degré ; quelques-unes même sont tout à fait intactes. Leurs noyaux se sont multipliés. La plupart contiennent des granulations pigmentaires jaunes en assez grande quantité. Un petit nombre d'entre elles présentent, en certains points, un gonflement d'aspect analogue à celui qui a été décrit sous le nom de dégénérescence cireuse dans les fibres musculaires de la vie de relation. Elles sont devenues très fragiles ; un très grand nombre se sont fragmentées ; les débris qui résultent de ce morcellement se présentent sous forme de corps plus ou moins allongés et irréguliers. Les uns adhèrent à la fibre dont ils se sont détachés et avec laquelle ils se continuent manifestement; les autres sont libres et se reconnaissent à leur striation, qui est plus ou moins conservée. Ces débris présentent aussi la dégénération granulo-graisseuse, et quelques-unes contiennent des noyaux en voie de segmentation.

En dehors des fibres musculaires ainsi dégénérées, on observe des granulations libres et des gouttelettes huileuses, des granulations protéiques; on trouve enfin des corps myoplastiques, les uns arrondis, les autres allongés, avec un renflement médian, au niveau duquel se trouvent de un à trois noyaux. Ces corps sont constitués par une masse de protoplasma granuleuse et striée. Chaque noyau possède un nucléole.

Les autres portions du myocarde qui n'avoisinent pas la rupture, offrent des altérations analogues, mais à un degré beaucoup moins prononcé; le nombre des fibres saines l'emporte de beaucoup sur celui des fibres altérées.

Les muscles de la vie de relation n'ont pas été examinés. Nous pensons que la rupture du cœur peut être rattachée à cette dégénération granulo-cireuse des fibres du myocarde; cette dégénération s'accompagne, comme nous l'avons vu, d'une friabilité extrême de ces mêmes fibres, et l'on s'explique facilement que, sous l'influence de la pression sanguine, au moment de la systole ventriculaire, une rupture subite ait pu avoir lieu, dans le point où l'altération était le plus prononcée.

Nous regardons les lésions que nous avons observées comme analogues à celles qui ont été décrites par M. Zenker, dans les muscles de la vie de relation, chez les sujets morts de fièvre typhoïde; par M. Hayem, dans la variole et autres pyrexies graves. On sait que ces altérations amènent des ruptures dans les muscles qui en sont le siége. Ne peut-on pas rattacher à cette même cause la rupture du myocarde observée dans ce cas?

●   Obs. XXII (1). — Infarctus et rupture du cœur.

M. Cauchois fait voir le cœur d'un homme de 78 ans, mort subitement le jour de son entrée à l'infirmerie de l'hospice des Incurables, à Ivry, dans le service de M. Féréol.

Habituellement bien portant, d'une forte stature, cet homme usait des boissons alcooliques, mais sans excès; il était, depuis longtemps, atteint d'une surdité complète. Le jour de sa mort, il s'est plaint d'un malaise général, de douleurs vagues dans la poitrine, avec sentiment d'oppression et besoin instinctif de faire, par moments, une grande inspiration. La mort a dû être instantanée.

L'autopsie, faite 36 heures après le décès, a permis de constater :

Une déchirure de la paroi ventriculaire antérieure, longue de 2 centimètres 1/2, située à gauche du sillon vertical et dirigée dans le même sens, s'arrêtant à 2 centimètres environ du bord gauche et 5 centimètres au-dessus de la pointe du cœur; les bords en sont un peu déchiquetés; elle est obstruée par un caillot noirâtre. Les parois de la rupture sont constituées par un tissu mou, rouge cendré, fortement coloré par la présence du sang épanché. En dehors de cette lésion, le ventricule gauche paraît un peu dilaté au niveau de la pointe, qui est très arrondie. Son tissu, moins ferme au toucher que celui de la face postérieure correspondante, et dépourvu de surcharge graisseuse, est coloré par une teinte rouge, d'aspect ecchymotique. Dans la même portion de la face ventriculaire antérieure, comprise entre la rupture et le bord gauche du cœur, se trouvent trois érosions superficielles, dirigées verticalement comme la rupture, de 2 à 3 centimètres de longueur et de 2 à 3 millimètres de largeur; leur fond inégal, rouge grisâtre, repose sur le tissu charnu du cœur, dépouillé à ce niveau de

(1) *Bull. Soc. anat.*, 2ᵉ série; an. 1870, t. XV, p. 110-112.

péricarde viscéral. La rupture semble avoir été précédée d'une érosion semblable, plus rapprochée de la cloison.

Cette rupture et ces érosions se trouvent dans une partie du cœur qui reçoit les ramaux de l'artère coronaire gauche, oblitérée, au-dessus de sa bifurcation, par un caillot de 15 à 18 millimètres de long, qui présente les caractéres d'un thrombus remontant déjà à quelques jours. Au niveau de la partie moyenne de ce caillot, et spécialement de la demi-circonférence postérieure, le calibre de l'artère est rétréci par une masse de bouillie athéromateuse, contenue entre la tunique interne et la tunique externe. Ce rétrécissement a dù provoquer la coagulation du sang.

L'examen histologique a démontré les particularités suivantes :

A la partie inférieure de la face antérieure du cœur, correspondant aux érosions superficielles, existe cet état anatomique décrit sous le nom d'apoplexie interstitielle, et, plus récemment, sous le nom d'infarctus du cœur. A cet endroit, les fibres musculaires contiennent des amas très nombreux de granulations pigmentaires, et celles prises à la superficie, là où le tissu est à la coupe d'un rouge cendré, montrent quelques granulations graisseuses. Au voisinage de la rupture, immédiatement en dehors de la surface de ses bords, on trouve le même pigment, mais la striation des fibres musculaires est moins nette; elle manque en certains endroits, et, à côté des granulations pigmentaires, il s'en rencontre quelques-unes de nature graisseuse. A la surface même des lèvres de la rupture, le tissu n'offre plus aucune apparence musculaire; il est tout entier formé par une accumulation de très fines granulations graisseuses. Parmi elles s'en trouvent d'autres, en petit nombre, plus volumineuses, de nature protéique.

A la partie ventriculaire postérieure, partie moyenne, les fibres musculaires ont conservé leur apparence normale; intégrité des stries longitudinales et des stries transversales; seulement, de place en place, on voit de petits amas de granulations jaune rougeâtre (granulations pigmentaires). Nulle part le tissu ne présente de dégénérescence, soit graisseuse, soit fibreuse. En résumé, nous avons eu là : rétrécissement par dégénérescence athéromateuse de l'artère coronaire gauche du cœur; thrombose consécutive; infarctus de la paroi antérieure du ventricule gauche; dégénérescence graisseuse à ce niveau, puis rupture du tissu musculaire.

— 44 —

Obs. XXIII (1).

Femme de 71 ans, attendant son entrée à la Salpétrière; mort subite; rupture complète du cœur vers la pointe du ventricule gauche; nombreuses ecchymoses du myocarde, l'une d'elles ayant au centre un caillot ancien, ayant communiqué avec l'intérieur du cœur; altération des artères coronaires, des petits vaisseaux et des fibres musculaires du cœur gauche.

A l'hôpital Necker, service de M. Laboulbène, salle Sainte-Thérèse, n° 8, a succombé tout d'un coup, sans aucun effort pour se remuer dans son lit, une femme de 71 ans, dont le séjour dans la salle remontait déjà à plusieurs mois; elle avait même été désignée pour la Salpétrière sous la dénomination de cachexie sénile.

Un mois avant sa mort, cette femme avait eu une pneumonie du côté gauche du thorax, guérie par le tartre stibié et l'alcool, et elle était convalescente depuis huit jours d'un érysipèle de la face, lorsqu'elle est morte tout à coup subitement et comme sidérée. Elle avait une bonne santé habituelle, et aucun fâcheux antécédent alcoolique ou autre n'avait été noté. Elle n'avait pas eu de scorbut.

L'autopsie, pratiquée 27 heures après la mort, a fourni les résultats suivants :

Aspect général du cœur. Péricarde. — A l'ouverture du thorax, le péricarde apparaît bleuâtre, fortement distendu, faisant saillie en avant et rejetant les poumons des deux côtés.

Le péricarde incisé laisse voir un énorme caillot, occupant surtout la face antérieure du cœur, mais pénétrant néanmoins dans tous les replis du sac péricardique, et, par conséquent, enveloppant de tous côtés le cœur. La quantité de sang ainsi épanché a pu être rapportée avec certitude à 400 grammes; ce sang était en gros caillots et n'avait pas laissé déposer de liquide citrin en quantité notable. Le péricarde, bien lavé, n'a point offert d'altération appréciable.

Cœur. — Le cœur a été examiné attentivement, après avoir été débarrassé du caillot qui l'environnait; il était enveloppé de graisse dans la majeure partie de son étendue. La surface extérieure du cœur offrait plusieurs ecchymoses, d'étendue assez considérable, égalant environ le diamètre d'une pièce de

(1) *Des Ruptures prétendues spontanées du cœur.* Note communiquée à la Société de Biologie, par M. le docteur Laboulbène et M. E. Labarraque, interne des hôpitaux; an. 1870.
Résumée dans *Bull. Soc. anat.*; an. 1871, t. XVI, p. 339-341.

un franc en argent, situées, deux à la face antérieure et au bas du ventricule gauche, et plusieurs autres, dont une plus grande, à la partie supérieure et latérale gauche du même ventricule. Ces ecchymoses correspondaient à des épanchements sanguins diffus, situés dans l'épaisseur du muscle cardiaque.

A un centimètre environ de la pointe du cœur, sur la face antérieure du ventricule gauche et au centre d'une des ecchymoses, large comme une pièce de un franc, on aperçoit un orifice presque transversal, mais cependant un peu oblique de haut en bas et de droite à gauche, long d'un demi-centimètre, à peu près rectiligne, par lequel un petit caillot faisait issue : c'est l'orifice externe de la rupture.

L'orifice interne se trouve au milieu des colonnes charnues du troisième ordre qui garnissent le ventricule gauche, et cet orifice correspond assez exactement à la rupture externe, au moyen d'un trajet presque rectiligne dirigé en haut et à droite, mais ce trajet est anfractueux et rempli par un caillot sanguin, pulpeux, placé au milieu des fibres cardiaques; il est très vraisemblable qu'en ce point la rupture n'a pas dû se faire en une seule fois.

La deuxième ecchymose antérieure est placée à deux centimètres environ de l'ecchymose siége de la rupture, au-dessus et à droite. Elle est presque aussi large que la précédente, et elle présente à la coupe les particularités suivantes : un noyau blanchâtre, de la grosseur d'un pois, occupe presque toute l'épaisseur de la paroi ventriculaire et vient faire, dans l'étendue d'une lentille, une tache blanche sur l'endocarde.

La présence de cette partie d'apparence cicatricielle, à côté de la lésion principale, nous a paru devoir être attribuée à une rupture ancienne, et qui se serait guérie. Du reste, l'examen ultérieur prouvera que c'est là une lésion antérieure à la rup ture actuelle, déjà signalée.

Sur divers points, et spécialement sur la face antérieure et la face latérale gauche du ventricule, sont disséminées des ecchymoses, plus ou moins étendues ; la coupe du tissu musculaire a montré sur ces points des épanchements sanguins diffus dans l'épaisseur du muscle cardiaque.

L'épaisseur la plus grande des parois du ventricule gauche est de 14 millimètres. L'épaisseur la plus grande des parois du ventricule droit est de 8 millimètres.

Les parois du ventricule gauche, coupées pour l'examen des parties où s'est effectuée la rupture et sur les points indiquant

les ecchymoses, nous a montré une teinte feuille morte, différente de la teinte ordinaire du muscle cardiaque sain.

L'orifice auriculo-ventriculaire gauche présente plusieurs
noyaux athéromateux. L'endocarde du ventricule paraît sain,
à part quelques taches laiteuses peu épaisses ; mais au point
déjà indiqué, correspondant à la tache blanchâtre lenticulaire,
vient aboutir un noyau blanc, décoloré, composé de fragments
grumeleux. Ces fragments sont formés, ainsi que le démontre
l'examen au microscope, de fibrilles bien reconnaissables de
fibrine, quoique plusieurs fussent granuleuses et résultent
évidemment d'un épanchement sanguin qui a communiqué avec
l'intérieur du cœur par l'endocarde, et qui n'arrivait pas jusqu'à
l'extérieur du cœur, dont il était séparé par des faisceaux de
fibres musculaires. L'orifice interne du trajet de la rupture ne
s'aperçoit pas tout d'abord ; il est situé au milieu des colonnes
charnues de troisième ordre et, en outre, oblitéré par des caillots ; mais il est facilement mis en évidence par le passage d'une
soie engagée par l'orifice externe. Le ventricule droit et les
oreillettes nous ont paru dans leur état normal ; ces organes ne
renfermaient qu'une faible quantité de sang liquide ; leur
endocarde ne présentait rien de particulier.

L'aorte montrait par places, au-dessous de sa crosse, de
larges dépôts athéromateux et calcifiés ; mais les valvules
sigmoïdes aortiques étaient saines.

L'origine des artères coronaires est à l'état normal ; la per-
méabilité des gros vaisseaux nourriciers du cœur n'est pas douteuse ; une injection très pénétrante, à la glycérine colorée,
poussée dans leur intérieur, a été retrouvée jusque dans les
parties voisines de la pointe.

Mais l'état athéromateux des deux artères coronaires est des
plus évidents ; elles ont été disséquées dans la majeure partie
de leur étendue et elles présentaient des plaques athéromateuses, calcifiées et plus ou moins épaissies dans un grand
nombre d'endroits de leur trajet.

Nous avons déjà noté la surcharge graisseuse du cœur.

Examen histologique. — L'épanchement sanguin grumeleux
qui occupe le trajet de la rupture nous a offert nettement : des
globules rouges sanguins altérés, quelques leucocytes ou globules blancs, des fibrilles de fibrine, des granulations graisseuses, des cristaux d'hématoïdine, et à l'entour des fibres cardiaques granuleuses.

Le caillot, limité par la cicatrice blanchâtre de l'intérieur
du ventricule gauche, est formé de quelques filaments recon-

naissables de fibrine et de granulations provenant de cette substance; on trouvait aussi quelques rares globules sanguins altérés. La partie d'apparence cicatricielle renfermait des fibrilles de fibrine tassées et de nombreux noyaux.

Quant au muscle cardiaque lui-même, il nous a présenté, en un très grand nombre d'endroits, sur les points ayant une teinte moins rouge, une dégénérescence graisseuse avancée. Les fibrilles musculaires avaient perdu presque toute trace de leur striation; elles étaient granuleuses, et, de plus, séparées les unes des autres par de fines gouttelettes de graisse.

L'état des vaisseaux nourriciers du cœur a déjà été indiqué pour les deux artères coronaires; elles sont le siége d'une artérite déformante et, sur plusieurs points des parois, on trouve des plaques faisant saillie et perceptibles au doigt, formées par des granulations graisseuses et des dépôts de sels calcaires.

Les petits vaisseaux et les capillaires eux-mêmes nous ont paru, sur un certain nombre de préparations, avoir des parois plus épaisses et, en outre, altérées par des granulations graisseuses, mais cette dernière lésion était difficile à mettre en évidence; il a fallu la rechercher avec soin. Nous n'avons pu constater aucun anévrisme, ni aucune rupture sur les vaisseaux de petit volume.

RUPTURE DU VENTRICULE GAUCHE
(FACE POSTÉRIEURE)

OBS. XXIV (1). — Rupture du ventricule gauche. Observation recueillie par M. Lacanal, interne des hôpitaux. (Résumée.)

Le sujet de cette Observation était une femme, âgée de 58 ans, nommée Aubran, entrée à la Salpétrière, dans la division des aliénées, le 29 novembre 1841. Elle est morte dans le service de M. Mitivié, dans la nuit du 11 au 12 mai 1842. Cette femme, habituellement bien portante, un peu maigre, d'un teint jaune, mangeait ordinairement d'un appétit qui la faisait remarquer de ses compagnes.

(1) *Bull. Soc. anat.;* an. 1843, p. 231-234.

Le soir même qui a précédé sa mort, elle a très bien dîné. Entrée comme aliénée, cette femme ne présentait réellement aucun délire. Seulement, sa mémoire était notablement affaiblie. Elle aimait beaucoup les liqueurs alcooliques et en faisait fréquemment usage.

Le 8 mai, à la visite, elle se plaint d'un rhume qui la fatigue. Du reste, les fonctions digestives sont régulières.

Le 11 mai, elle continue de se plaindre de son rhume. Le soir, elle dîne de très bon appétit. Elle se couche à huit heures.

Le lendemain, elle est trouvée morte dans son lit.

J'ai fait l'autopsie le 13 mai, à neuf heures du matin.

Autopsie. — Raideur cadavérique prononcée. Maigreur médiocre. Les téguments et les os du crâne sont gorgés de sang. Méninges grises, opaques, infiltrées de sérosité. Vaisseaux de la pie-mère gorgés de sang. Artères de la base du crâne ossifiées. Le cerveau et le cervelet sont sains.

La poitrine étant ouverte, je trouve le péricarde considérablement distendu par un liquide ; il présente une teinte violette, comme ardoisée, resultant de sa demi-transparence et indiquant une couleur foncée du liquide qu'il contient. Je l'ai ouvert, et il s'en est écoulé une quantité considérable de sérosité sanguinolente. Il y en avait bien un tiers de litre. Celle-ci écoulée, il reste un caillot sanguin, de formation récente dans tous les points, formant une enveloppe au cœur, qu'il entoure de toutes parts. Son épaisseur était de un à deux centimètres. Ce caillot enlevé, j'aperçus le cœur droit distendu par du sang. Le cœur gauche était contracté et vide de sang.

Je n'aperçus rien à la face antérieure du cœur ; mais, cet organe ayant été renversé, je découvris une déchirure située à la face postérieure du ventricule gauche, à près de deux centimètres de la base de ce ventricule, un peu plus près du bord du cœur que de la paroi interventriculaire.

Cette rupture s'est faite suivant la direction des fibres superficielles postérieures et inférieures, c'est-à-dire qu'elle est obliquement dirigée en bas et à gauche. Son extrémité supérieure est cachée par du tissu adipeux. Ses bords sont déchiquetés, frangés ; ils peuvent s'appliquer exactement l'un contre l'autre ; ils ne présentent aucun ramollissement, aucune trace d'ulcération. La déchirure présente une longueur d'environ un centimètre. A l'intérieur du ventricule, elle se trouve cachée derrière les colonnes charnues et les tendons de la valvule mitrale. Pour la découvrir, il est nécessaire que je coupe ces tendons ; alors je constate que l'ouverture à l'intérieur et celle à l'extérieur, se correspondent par un trajet direct à travers la paroi ventriculaire. La déchirure à l'intérieur présente une direction verticale et une étendue de 1 centimètre. Les bords en sont frangés et s'appliquent exactement l'un contre l'autre. Un petit caillot récent se trouvait entre les fibres déchirées. Ces bords ne paraissent nullement altérés. La paroi du ventricule ayant été coupée perpendiculairement à la rupture et sur le lieu de cette rupture, j'ai vu que dans l'épaisseur de cette paroi la déchirure était, du côté de la base du cœur, de 1 centimètre plus étendue qu'à l'intérieur et à l'extérieur.

Le cœur était d'ailleurs parfaitement sain. Son tissu n'était nullement ramolli. Il n'était non plus ni cassant ni friable. Sa couleur était normale. L'épaisseur des parois des oreillettes et des ventricules, la capacité de leurs cavités étaient tout à fait normales. Les valvules auriculo-ventriculaires et sigmoïdes du cœur droit, ainsi que du cœur gauche, n'offraient aucune induration, aucun gonflement ; elles n'étaient ni insuffisantes, ni rétrécies. Les artères coronaires étaient ossifiées, leur calibre était rétréci. Les sillons et la base des ventricules ne présentaient qu'une médiocre quantité de graisse.

L'aorte présente dans toute son étendue des points d'ossification très étendus et très nombreux, situés en dehors de la membrane interne de l'artère. Il est des points où cette membrane est détruite, et où l'ossification est à nu à l'intérieur du vaisseau. Avant de se diviser en iliaques primitives, elle offre une ossification de tout le pourtour de la circonférence, dans une hauteur de 4 à 5 centimètres, avec un rétrécissement considérable de son calibre. Ce calibre n'est pas plus considérable que celui de la fémorale à l'état normal. Les iliaques sont ossifiées et rétrécies. Cette ossification s'étend à la plupart des artères du tronc et des membres.

Outre les ossifications, l'aorte présente à son intérieur plusieurs ulcérations, dont quelques-unes très étendues ; il est des points où la membrane externe est à nu à l'intérieur du vaisseau.

Les poumons sont crépitants, gorgés de sang. Le gauche a été refoulé par le péricarde distendu.

Les organes de la cavité abdominale n'offrent rien à noter ; quelques rougeurs à la muqueuse de l'intestin grêle (1).

(1) Il nous semble difficile d'être de l'avis de M. Lacanal, qui rejette sur l'excès de pression intraventriculaire seul la cause de la rupture. Le myocarde était bien probablement atteint de dégénérescence graisseuse.

(Nous passons sous silence les réflexions qui suivent cette Observation.)

Obs. XXV (1). — Rupture du cœur.

M. de Font-Réaulx, au nom de M. Bozonet et au sien, rapporte l'Observation suivante :

Hottin, 74 ans, passementier, entré à Bicêtre depuis quelques mois seulement. Dans le cours de sa vie, il a eu huit fractures ; la plus ancienne remonte à l'âge de 6 ans. Frappé d'hémiplégie gauche, il y a deux ans, la paralysie était restée presque complète ; ses facultés étaient à peu près intactes ; il avait conservé la parole. Depuis lors, son embonpoint avait très notablement augmenté. Point de dyspnée, point d'œdème, point de douleurs. Deux jours avant sa mort, il se plaint d'une sensation pénible avec angoisse dans tout le côté gauche du thorax et à l'épigastre ; il s'inquiète et prie un ami d'examiner sa poitrine ; c'est cet ami, qu'il connaissait depuis longues années, qui nous a raconté ses antécédents et sa mort. Le 11 mai, il se promenait en voiture dans les cours, comme à l'ordinaire.

Le 12, après avoir très bien dormi la nuit, il déjeune à 8 heures, avec plus d'appétit et plus abondamment que d'habitude. Une demi-heure après, on le place sur la chaise percée ; presque aussitôt il pousse un cri, suffoque, pâlit ; on le replace sur son lit, il éprouve quelques mouvements convulsifs et meurt. L'interne de garde appelé soupçonne une rupture du cœur.

Autopsie, 24 heures après la mort.

Embonpoint très notable. Déformations rachitiques des membres. Rigidité cadavérique moyenne. La percussion du thorax donne une matité étendue à la région du cœur. Cavité thoracique. Le péricarde, très distendu, a refoulé les poumons ; il présente une teinte bleuâtre. A l'incision, on y trouve un gros caillot noir, mou, ayant l'aspect de la gelée de groseille ; il entoure le cœur de toutes parts et a une épaisseur beaucoup plus grande en avant. Le péricarde est sain ; il offre seulement à sa partie postérieure, feuillet pariétal, une tache bleuâtre, comme ecchymotique, de la largeur d'une pièce de 5 fr. Le poids du caillot est de 350 grammes, il s'écoule de plus environ 50 grammes de sérosité.

Le cœur enlevé de la poitrine, on trouve une rupture du ventricule gauche à sa face postérieure. Là, vers la partie

(1) *Bull. Soc. anat.*, 2ᵉ série ; an. 1865, t. X, p. 308-310. (Résumée.)

moyenne, existe une déchirure parallèle au grand axe du ventricule; elle se termine en pointe à ses deux extrémités; ses bords sont déchiquetés, elle est rectiligne et a une longueur de 25 millimètres. L'écartement des lèvres de la déchirure est de 1 à 2 millimètres et comblé par un petit caillot noir. Le ventricule incisé, on voit que la déchirure pénètre dans la cavité, où elle a une longueur de 20 millimètres, et qu'elle est comprise entre les deux gros piliers d'où partent les tendons de la valvule mitrale. Sur ce cœur, ces piliers sont très voisins l'un de l'autre, écartés seulement de 1 centimètre 1/2 à leur partie moyenne.

L'épaisseur de la paroi, au point de la déchirure, est de 9 millimètres. Le cœur a un volume normal; son poids est de 280 grammes. La consistance est un peu diminuée; il est surchargé de graisse à sa face externe. A la coupe, les fibres musculaires sont un peu décolorées et paraissent atteintes d'un commencement de dégénerescence graisseuse. Examinées au microscope, elles présentent, en effet, des granulations graisseuses qui masquent en partie la striation, sans être pourtant très abondantes.

Les valvules sont saines et suffisantes, et n'offrent que quelques légères plaques athéromateuses. Les artères coronaires sont incrustées de matières calcaires et leur calibre est diminué.

Les cavités cardiaques sont vides de sang et affaissées.

L'aorte est athéromateuse, surtout à sa partie inférieure, au niveau de l'origine des iliaques.

Les poumons sont sains.

(Les lésions des autres organes n'offrant pas un intérêt direct au point de vue de la rupture du cœur, nous les passons sous silence.)

Obs. XXVI (1).

M. Durand-Fardel fait voir le cœur d'une femme sexagénaire et bien portante, qui mourut subitement.

Le péricarde fut trouvé rempli de sang semi-coagulé.

Un peu en arrière du bord gauche existait une perforation communiquant presque directement avec le ventricule gauche. Tout autour le tissu musculaire était ramolli, noirâtre et comme infiltré de sang.

(1) *Bull. Soc. anat.;* an. 1838, 13e année, p. 307.

Dans un des points de la paroi opposée se trouvait un ramollissement de la même nature, également infiltré de sang, mais sans rupture. Dans plusieurs endroits, la membrane interne était blanche et épaissie.

Obs. XXVII (1). — Rupture du cœur ; ramollissement partiel inflammatoire de cet organe, par M. Max. Durand-Fardel.

La nommée A..., indigente à la Salpétrière, âgée de 72 ans, fait habituellement des excès de boisson. Elle est presque toujours ivre et dépense pour cela seul 25 francs qu'elle reçoit tous les mois. Elle ne boit guère que du vin. Elle a l'intelligence engourdie, comme la plupart des femmes de son âge qui ont l'habitude de s'enivrer. On ne peut fournir aucun renseignement précis sur l'état habituel de sa santé. On dit seulement qu'elle paraissait souvent souffrante et était obligée d'aller de temps en temps à l'infirmerie.

Elle entra, le 18 décembre 1839, au n° 3 de la salle Saint-Paul, se plaignant vaguement de la tête et n'offrant rien de caractérisé. Le fait est qu'elle a été observée avec peu de soin, parce qu'elle ne semblait pas malade. On remarqua seulement quelque chose d'un peu étrange dans sa physionomie, qui fixa un instant l'attention du côté du cerveau. Mais les fonctions de cet organe ne présentaient aucun trouble. Rien ne fut noté du côté des organes de la circulation.

Au bout de peu de jours, elle demanda sa sortie, qui lui fut accordée. C'était le 24. Elle ne présentait rien d'extraordinaire. Elle descendit seule l'escalier de l'infirmerie ; puis, arrivée à la grille, elle tomba sans connaissance et parut mourir à l'instant même. Il n'y eut pas d'évacuations spontanées à ce moment.

Autopsie. (Nous passons les lésions des centres nerveux.)

Le péricarde est extrêmement dilaté et fluctuant ; il offre une teinte noirâtre. Incisé, il s'en écoule plusieurs verres de sang liquide, mêlé de sérosité. Le cœur et l'origine des gros vaisseaux sont enveloppés d'une couche de sang noir, coagulé, de plus d'un demi-pouce d'épaisseur, très compact et se laissant enlever par larges lambeaux, comme une membrane épaisse.

Ce caillot est revêtu, sur ses deux faces, d'une pellicule très mince, transparente, que l'on détache avec l'ongle.

Le cœur, débarrassé de ce sang, présente son volume normal, une grande fermeté, une certaine quantité de graisse. Le sang

____

(1) *Bull. Soc. anat.;* an. 1839, p. 330-333. (Résumée.)

épanché dans le péricarde n'a laissé aucune trace sur sa surface ; point de plaques ni de taches blanches.

Sur la face postérieure du ventricule droit, près de la rainure interventriculaire et à 1 pouce 1/2 de la pointe du cœur, on trouve une sorte d'ecchymose sous-péricardique, à peu près quadrilatère, occupant une surface équivalente à celle d'une pièce de 10 sous. Dans tout cet espace, le péricarde est détaché de la surface du cœur et soulevé par une petite quantité de sang. Vers un des bords de cette altération, on trouve une petite perforation de la portion soulevée du péricarde, à peu près quadrilatère aussi, et qui laisserait à peine passer la tête d'une grosse épingle. Un stylet, introduit par cette ouverture, dans l'espace circonscrit qui régnait dans ce point entre le péricarde et le cœur, pénètre, par sa seule pesanteur, dans une ouverture qui, placée à la limite gauche de cet espace, plonge dans le tissu du cœur, en se dirigeant de droite à gauche et un peu d'arrière en avant, à travers la cloison, et vient se faire jour dans la cavité du ventricule gauche, à l'union de sa face postérieure avec la cloison et à quelques lignes au-dessous de la valvule mitrale.

La cavité du ventricule gauche est pleine de sang noir, coagulé, ferme comme celui qui environnait le cœur.

On trouve autour de la perforation, dans l'étendue d'une pièce de 2 fr. à peu près, une couche mince de fibrine rosée ou rougeâtre, disposée en fragments inégaux et friables, bien adhérents à l'endocarde ; au-dessous, ce dernier a perdu l'apparence lisse et brillante qui lui est ordinaire.

L'orifice de la perforation se distingue mal au fond des intrications musculaires du ventricule. Son trajet incisé (il est oblique, sans paraître sinueux), on en trouve la cavité remplie de sang noir et coagulé, adhérent à ses parois. Ces dernières, mollasses, friables surtout, ne se laissent pas pénétrer par un jet d'eau. Elles sont jaunâtres et rougeâtres. Cette friabilité s'étend à quelques lignes au-delà du trajet. Le tissu du cœur, dans cette étendue, présente çà et là des taches d'un blanc jaunâtre, puis de petites infiltrations sanguines circonscrites. Le reste du tissu du cœur est tout à fait sain. Point d'épaississement ni d'opacité de l'endocarde. Le bord adhérent de la valvule mitrale est très épais, fibreux, ossifié dans une partie de son étendue. Point d'altération de l'orifice aortique.

Un peu de sang noir, demi-liquide, dans les cavités droites. Epaississement considérable des membranes de l'aorte.

Les poumons et le foie contiennent une grande quantité de sang liquide, qui s'écoule à l'incision de leur tissu.

Obs. XXVIII (1). — (Résumée.)

M. Denouh présente une rupture du cœur avec cavité hémorrhagique circonscrite dans l'épaisseur des fibres musculaires de cet organe.

Une femme, d'un embonpoint excessif, âgée de 73 ans, était placée depuis 33 ans dans la maison d'aliénés de Charenton. M. Calmeil, qui l'a vue depuis cette époque, affirme qu'elle a toujours joui d'une bonne santé. Son état intellectuel et moral n'a jamais présenté aucun changement depuis son admission dans l'établissement; elle était dans un état de démence profonde; cependant son intelligence suffisait encore aux soins qu'elle prenait d'elle-même et de la chambre qu'elle occupait.

Le 10 novembre 1851, après le déjeuner qu'elle avait mangé de bon appétit, elle fut prise tout à coup de perte de connaissance; une personne de service, qui l'avait laissée seule pendant quelques instants seulement, la trouva assise sur sa chaise, la tête renversée en arrière, la face pâle et décolorée, anxieuse, les yeux fixes et hagards. Vainement essayait-on de pratiquer une saignée, la mort avait été subite.

A l'autopsie, pratiquée 28 heures après la mort, l'état extérieur du cadavre ne présentait rien de remarquable.

(Nous ne mentionnons pas les lésions de l'encéphale.)

Le péricarde était distendu par une grande quantité de sérosité et de sang liquide, pouvant être évalué à quatre grands verres. Le cœur paraissait enveloppé par un énorme caillot sanguin, recouvrant la face antérieure du ventricule droit, et sur lequel reposait la face postérieure de cet organe.

Le cœur est d'un volume normal; une couche de graisse assez épaisse recouvre la face antérieure du ventricule droit, mais n'intéresse pas toute la substance de l'organe qui a conservé sa coloration rougeâtre à l'intérieur; les fibres musculaires n'offrent pas les caractères de la transformation graisseuse. A la face postérieure du cœur, à une égale distance du bord droit et du gauche, vers le milieu d'une ligne tirée de la pointe à la partie moyenne de la base, existe une petite déchirure, un peu oblique de haut en bas et de droite à gauche. L'orifice interne de la déchirure se voit dans la cavité du ventricule gauche, derrière une colonne charnue. Dans ce point, la paroi muscu-

(1) *Bull. Soc. anat.,* 26e année; an. 1851, p. 385-386.

laire est moins épaisse qu'ailleurs. Au niveau de l'orifice externe de la déchirure se rencontre une plaque ecchymosée, ayant un pouce de large sur un peu plus d'un pouce de hauteur, faisant un relief assez notable à la surface du cœur; au-dessous d'elle, dans l'épaisseur même de la paroi postérieure et un peu dans la cloison interventriculaire, existe un noyau apoplectique de la grosseur d'une petite noix; autour de lui, plusieurs petits points noirâtres. Dans cet endroit, les fibres musculaires semblent ne pas avoir perdu de leur cohésion.

(Nous passons les lésions des organes abdominaux.)

Obs. XXIX (1). — M. Garnier met sous les yeux de la Société une rupture du cœur sur laquelle il communique les détails qui suivent :

C...(Claudine), âgée de 71 ans, ex-piqueuse de bottines, entre à l'infirmerie de la Salpétrière, le 16 janvier 1857, pour une diarrhée datant seulement de 24 heures. Cette femme avait à son entrée la face un peu congestionnée, elle accusait en même temps de la faiblesse de la vue, des bourdonnements d'oreilles. L'auscultation, pratiquée avec soin, ne fit découvrir aucune altération ni des poumons ni du cœur. Le pouls était fort et vibrant. La malade avait paru à la visite sans se plaindre, le 19 janvier, quand, deux heures après, elle accuse tout à coup de la douleur dans les membres inférieurs, éprouve une anxiété de quelques minutes et ne tarde pas à perdre connaissance. Une demi-heure après l'accident, elle était pâle et froide. Perte de connaissance et résolution complète des membres. Les pulsations manquaient aux artères radiales et il fut impossible d'entendre les battements du cœur. La malade vécut encore une heure, de sorte que la vie s'est prolongée pendant une heure et demie après le début des accidents.

A l'autopsie, pratiquée quarante-quatre heures après la mort, on ne trouva rien dans la masse encéphalique.

Le péricarde incisé laissa écouler une quantité très grande de sérosité.

Le cœur était recouvert, dans toute son étendue, d'un caillot noirâtre ; ce caillot adhérait assez intimement au tissu du cœur, et pénétrait dans les interstices que laissait la masse adipeuse considérable qui entourait cet organe. Après l'avoir enlevé complétement, on découvrit à la face postérieure du ventricule

____

(1) *Bull. Soc. anat.*, 2e série ; an. 1857, t. II, p. 6-8.

gauche, à peu près vers sa partie moyenne, une fente qui suivait la direction des fibres charnues et avait une étendue de un centimètre et demi à peu près. Cette fente, bouchée par un caillot sanguin, était assez régulière et ressemblait assez à celle qu'aurait faite un instrument tranchant. En ouvrant le ventricule gauche, il a été facile de voir le point où la fissure s'était produite. Il nous a paru que, du côté interne, la fente était moins longue qu'à l'extérieur. Autour de cette fissure, le tissu du cœur est légèrement rouge et ramolli, de telle sorte qu'une sonde, introduite par l'orifice externe, a pu sans peine se creuser un trajet oblique dans ce tissu. Les parois du ventricule gauche, hypertrophiées, étaient un peu amincies au niveau de la rupture, tout en ayant encore en ce point une épaisseur assez considérable. Les tendons et les valvules du ventricule gauche étaient parfaitement sains; rien de particulier dans les cavités droites. L'aorte, ainsi que toutes les cavités du cœur, était vide de sang.

M. Broca fait l'examen microscopique du cœur et constate, au niveau de la rupture, une altération graisseuse des fibres musculaires. Il y trouve des fibres musculaires plus fragiles et plus friables qu'à l'état normal; quelques-unes sont encore striées dans tout ou partie de leur longueur; le plus grand nombre a subi l'altération granulo graisseuse.

Obs. XXX (1). — Rupture spontanée du cœur, par M. Lancereaux, interne des hôpitaux. (Résumée.)

S ..., limonadier, âgé de 79 ans, est depuis peu de temps à l'hospice des Incurables (hommes). Il entre, le 5 février 1858, à l'infirmerie. Les renseignements que nous avons pu obtenir sur le malade nous ont appris que, depuis six semaines environ, il quittait peu la salle, et, suivant le dire de ses camarades, il était peu communicatif. Il n'a jamais eu de pertes de connaissance ni de syncopes.

Le 5 février, à la suite d'efforts pour aller à la garderobe, ce malade s'affaisse, tombe et perd connaissance durant quelques minutes seulement. Il peut bientôt venir à l'infirmerie, appuyé sur le bras de deux aides. On trouve alors le facies décoloré, le pouls petit, fréquent; on n'entend rien de particulier au cœur; les bruits sont peut-être un peu faibles, mais pas de prolongements, pas de souffle. Pas de matité à l'examen de la poitrine; à peine quelques petits râles disséminés dans les poumons. Le

(1) *Bull. Soc. anat.*, 2ᵉ série ; an. 1858, t. III, p. 263-265.

malade tousse peu ; il expectore quelques crachats muqueux.
Du reste, il n'accuse aucune douleur. Faiblesse de l'intelligence. Les extrémités sont froides.

Diagnostic : syncope des vieillards. (Lim. vineuse, vin de Bordeaux, une portion.)

Le malade paraît mieux le lendemain ; ses forces sont en partie revenues. Le pouls est toujours petit et fréquent, les pommettes colorées ; peu de chaleur à la peau. Même état de l'intelligence. On continue le même traitement. Sous l'influence du régime tonique, le malade se trouve mieux durant les huit premiers jours qu'il passe à l'infirmerie. A partir de ce moment, l'appétit, déjà peu prononcé, diminue encore ; la langue, restée à peu près normale jusque alors, se recouvre d'un enduit jaunâtre, et, le 15 février, on se demande s'il ne serait pas sous l'influence du début d'une pneumonie. On l'examine à cet égard, et l'on entend des deux côtés de la poitrine, en arrière, une crépitation assez diffuse et mal caractérisée. Le malade, du reste, respire fort mal. On continue le même régime.

Même état le 16 février. On ordonne quelques ventouses à la base de la poitrine ; mais vers midi, après s'être levé pour boire, le malade retombe sur son lit et meurt.

L'autopsie est faite 24 heures après la mort. L'aspect du cadavre n'offre rien de particulier ; il est grand et maigre. Après l'incision de tout le pourtour de la paroi antérieure de l'abdomen et des côtes, on relève la paroi abdominale, on coupe les insertions du diaphragme et en même temps on ouvre le péricarde, qu'on trouve alors rempli de sang coagulé ; ce sang, qui forme un énorme caillot sans sérosité, pèse 480 grammes. Au-dessous de ce caillot se trouve une toile fibrineuse qui enveloppe immédiatement la surface extérieure du cœur. On aperçoit, en outre, quelques plaques membraneuses fortement adhérentes à la face postérieure des ventricules ; la séreuse viscérale est intacte dans tout le reste de son étendue, la séreuse pariétale est entièrement saine. Vers la partie moyenne de la face postérieure du ventricule, à gauche du sillon médian postérieur, se trouve une déchirure de 2 centimètres environ, légèrement oblique de droite à gauche et de haut en bas, à bords irréguliers, plus considérable à l'extérieur qu'à l'intérieur du ventricule ; cette déchirure se trouve bouchée par un caillot sanguin se prolongeant à l'intérieur du ventricule, en avant de la colonne charnue postérieure (colonne de premier ordre). Le ventricule gauche ne renferme que ce caillot ; le droit renferme un caillot fibrineux. Le pourtour de la déchirure est ecchymosé; une incision, faite dans le tissu musculaire du ventricule, met à découvert quelques petits foyers hémorrha·giques ayant écarté les fibres musculaires.

Les valvules auriculo-ventriculaires présentent quelques petites végétations sur leur face interne; elles sont épaissies et cartilagineuses. Les valvules de l'artère pulmonaire sont saïnes: les valvules aortiques sont ossifiées, elles ne paraissent cependant pas insuffisantes. L'aorte ne présente aucune alté·ration. Les poumons sont œdémateux et adhèrent aux côtes par des produits plastiques récents et tellement épais qu'ils remplissent l'angle des côtes. On ne note aucune altération dans la cavité abdominale. Le cerveau n'a pas été ouvert.

Obs. XXXI (1). — Sur un cas de rupture du cœur; par M. Sou-lier, interne à la Salpétrière.

La nommée Jacquemar, veuve Dubuisson, âgée de 82 ans, ad-mise à la Salpétrière depuis vingt ans, est entrée à l'infirmerie de l'hospice, dans le service de M. Charcot, le 15 novembre 1862. Vu la surdité très grande de la malade, nous n'avons que les renseignements fournis par la fille de service du dortoir. Elle était d'une bonne santé habituelle; souffrant seulement de temps en temps de bronchites catarrhales, entées sur un emphysème pulmonaire.

Le 15 novembre, cette femme, qui était levée, perd tout à coup connaissance; on a à peine le temps de la soutenir pour l'empêcher de tomber; figure pâle, respiration libre, chaleur normale de la peau. Après dix minutes environ, elle revient à elle, mais la pâleur persiste; quelques minutes s'écoulent, de nouveau la perte de connaissance se montre encore, puis re-tour. Dans l'espace d'une heure, elle perd ainsi connaissance trois ou quatre fois; et, après chaque perte de connaissance, la malade revenait complétement à elle, quoique la pâleur persis tàt. Au moment même de l'entrée à l'infirmerie, la mort pa-raissait imminente; cependant, peu de temps après, les tégu·ments s'étaient colorés, et tout paraissait rentré dans l'état normal.

Le lendemain matin, nous voyons pour la première fois cette femme, causant naturellement, ne paraissant nullement se ressentir de l'indisposition de la veille et demandant à quitter l'infirmerie pour retourner à son dortoir. Expression de la face

(1) *Mém. Soc. biol.*, 3ᵉ année. — An. 1862, t. XIV, compte rendu des séances, p. 144-147.

naturelle, stature petite, nature grêle ; caractère gai et éveillé ; sonorité exagérée de la poitrine, sifflements dans toute son étendue ; toux rare ; 72 pulsations très irrégulières ; matité cardiaque pas plus étendue qu'à l'état normal ; battements assez énergiques pour soulever l'oreille ; bruits du cœur sourds et irréguliers ; nuls troubles de la digestion.

Le 19, cette femme, qui venait de parler à sa voisine, se préparait à manger avec appétit et avait même déjà pris deux ou trois bouchées de salsifis, lorsqu'elle s'affaissa tout à coup, sans se débattre, sans suffoquer, sans même prononcer un mot ou pousser le moindre cri. Nous arrivons cinq minutes après et la trouvons couchée sur le côté droit, la figure un peu pâle, la bouche encore pleine d'aliments, le pouls insensible, la respiration rare, mais libre, les membres en résolution ; puis les mouvements respiratoires s'éloignent de plus en plus et cessent au bout de cinq minutes à peine.

Autopsie. — La paroi antérieure de la poitrine ayant été enlevée, le péricarde apparaît rempli de sang ; au niveau de la pointe, et dans l'étendue d'une pièce de 5 fr., le cœur surnage et touche le péricarde. Par une incision petite, on recueille un demi-verre environ d'une sérosité rougeâtre; puis le péricarde est fendu dans toute sa hauteur. Alors on voit sur le cœur un caillot noir, de formation récente, qui recouvre toute la face antérieure, si ce n'est au niveau de la pointe, et qui se continue par les côtés avec un caillot analogue situé sur la face postérieure, qu'il recouvre dans toute son étendue. En détachant le caillot, on constate qu'en arrière il est d'une épaisseur double environ de celle qu'il présente en avant. Tassé dans un verre gradué, il mesure à peu près 80 centimètres.

Le péricarde est sain ; l'aorte athéromateuse ; à sa face interne, plaques jaunes de plus en plus serrées à mesure qu'on approche de la région lombaire; là, aux plaques jaunes se joignent des incrustations calcaires qui pénètrent plus ou moins profondément la paroi artérielle. Iliaque primitive gauche très flexueuse; à sa face interne, saillies calcaires nombreuses.

Foie friable, rouge, de volume normal.

Poumons emphysémateux, face interne des grosses bronches fortement vascularisée.

Le cerveau, la rate, les reins paraissent sains.

Cœur un peu plus volumineux qu'à l'état normal; on y remarque, en outre, un certain degré de surcharge graisseuse, des taches jaunâtres, légèrement ocreuses, de formes irrégulièrement arrondies, à bords irréguliers, mais nets et tranchés,

de dimensions variées (de deux à trois centimètres de diamètre),
et disséminées sur la surface du ventricule gauche, principalement à la partie postérieure. Quelques-unes de ces taches présentent, soit dans la plus grande partie de leur étendue, soit
surtout à leur partie périphérique, un pointillé rouge très
accusé et produit, ainsi qu'on s'en assure par l'examen à la
loupe, par une riche injection des petits vaisseaux du tissu.
Ces taches ne sont pas seulement superficielles; le tissu cardiaque est modifié d'une façon uniforme dans toute son épaisseur à leur niveau; dans ces points, il est devenu plus friable
et offre un aspect graisseux très marqué.

C'est au centre même d'une de ces taches que siége la solution de continuité, à l'union des 2/5 supérieurs avec les 3/5 inférieurs de la face postérieure du ventricule gauche, à 1 centimètre environ de la cloison. Elle se présente sous forme d'une
petite plaie, longue à peu près d'un centimètre, oblique en bas
et à droite, c'est-à-dire dans le sens des fibres unitives postérieures; la lèvre inférieure de la plaie est légèrement infiltrée
de sang; la séreuse était écartée plus que les fibres musculaires; celles-ci sont à nu dans une largeur de 1 millimètre.
L'orifice interne de la solution de continuité se voit au fond
d'une dépression de la face interne du ventricule, en un point
où la paroi ventriculaire paraît avoir subi un léger amincissement. Tandis que la plaie extérieure est parfaitement rectiligne, l'intérieure est, au contraire, un peu irrégulière et comme
déchiquetée; celle-ci, de plus, présente moins d'étendue que
celle-là.

Les cavités ventriculaires gauche et droite contiennent des
caillots mous de formation récente.

Les valvules auriculo-ventriculaires gauches étaient indurées, boursouflées, et l'orifice correspondant présentait un léger
rétrécissement. Les artères coronaires et leurs principales ramifications ont été disséquées avec soin; toutes sont rigides,
sinueuses, flexueuses et présentent à un haut degré la dégénération athéromateuse. Ces artères ont été ouvertes dans toute
leur étendue; le calibre de l'artère gauche était libre; l'artère
droite, celle qui occupe le sillon médian postérieur contenait,
au contraire, au niveau de l'union de sa partie horizontale avec
sa partie verticale, un thrombus d'un centimètre de long environ, décoloré, non adhérent aux parois artérielles, et ne présentant pas d'ailleurs les caractères d'un coagulum de formation très ancienne; de plus, ce caillot n'était pas assez volumi-

neux pour oblitérer complétement le calibre de l'artère, très large en ce point.

L'examen microscopique des parties altérées des parois ventriculaires, fait par MM. Charcot et Vulpian, a donné les résultats suivants :

On constate qu'au niveau des taches de couleur ocreuse les fibres musculaires ont subi, pour la plupart, une altération graisseuse. Quelques-unes paraissent avoir perdu complétement leur substance sarceuse, et ne contenir que des globules assez volumineux dè graisse. Dans d'autres, beaucoup plus nombreuses, bien que la matiére sarceuse n'ait pas entièrement disparu, elle ne peut presque plus être distinguée, cachée qu'elle est par de nombreuses granulations graisseuses, pressées les unes à côté des autres, peu volumineuses et d'un volume peu varié. Lorsqu'on parvient, dans quelques points, à voir la substance proprement musculaire dans ces fibres, on reconnaît qu'elle a perdu tout à fait son aspect strié. Il y a des granulations graisseuses libres. Outre ces fibres très altérées, on en voit d'autres, dans lesquelles la lésion est moins avancée ; les granulations sont moins nombreuses, parfois l'aspect strié est encore ici complétement effacé ; mais quelques fibres présentent encore des vestiges de cet aspect. Enfin, dans toutes les préparations, on trouve quelques fibres musculaires entièrement saines au milieu des fibres altérées ; quelques-unes de ces fibres saines contiennent des granulations de pigment jaunâtre que l'on trouve çà et là, à l'état normal, dans les éléments musculaires du cœur ; on rencontre aussi de ces granulations dans les fibres altérées.

Dans toutes les préparations se montrent quelques éléments fusiformes (plus nombreux qu'à l'état normal) et un nombre assez considérable de cellules plasmatiques et de noyaux embryo-plastiques. Il y a là certainement les traces d'un processus de production conjonctive, en activité avant la mort. Les vaisseaux, dans les parties où le tissu est modifié, n'étaient point altérés.

On a examiné les nerfs du plexus cardiaque et on les a trouvés sains.

D'après les résultats de cette analyse microscopique, il paraît évident qu'un travail d'inflammation a été le point de départ du ramollissement partiel de la paroi du ventricule gauche. Ici, la rupture du cœur est donc consécutive à une cardite.

A ce point de vue, notre Observation offre un intérêt exceptionnel ; car, dans la majorité des cas, la rupture du cœur se montre alors que le tissu de cet organe est le siége d'une dégénération graisseuse indépendante de l'inflammation.

Obs. XXXII (1).

M. Dodeuil présente une rupture du cœur, recueillie dans le service de M. le professeur Laugier, à l'Hôtel-Dieu.

Un homme de 76 ans, offrant encore les signes d'une robuste constitution, se présente le 23 mars au bureau central. Avant de recevoir son billet d'admission, il tombe tout à coup de sa hauteur comme foudroyé ; transporté sans retard à l'Hôtel-Dieu, il ne donne plus aucun signe de vie. Les renseignements fournis par la famille de cet homme nous apprennent que sa santé était habituellement bonne, et qu'il suivait un régime assez régulier. Il avait vu, trois semaines avant sa mort, apparaître à la partie supérieure et interne de son gros orteil droit une tache brunâtre, grande comme une pièce de 1 fr. Il éprouvait, en outre, du malaise et de l'oppression, et c'est pour cela qu'il désirait entrer à l'hôpital.

L'autopsie a été pratiquée le 25 mars.

Les centres nerveux étaient sains ; la plaque brune du gros orteil, d'apparence gangreneuse, comprenait à peine toute l'épaisseur de la peau ; le tissu cellulaire sous-cutané était sain, et la cause anatomique de cette altération est restée douteuse. Le péricarde, distendu par un épanchement sanguin considérable, contenait, en outre, des caillots volumineux qui sont sortis d'eux-mêmes, lorsqu'on a ouvert cette membrane. La source de l'hémorrhagie n'était pas difficile à découvrir. Au milieu de la face postérieure du ventricule gauche, on voyait une ouverture linéaire, longue de 15 millimètres, oblique de haut en bas et de gauche à droite, entourée en outre d'un cercle ecchymotique. Les orifices du cœur étaient sains, ainsi que les poumons et les vaisseaux voisins, et le péricarde était lisse et uni comme à l'état normal. En ouvrant le ventricule, il était facile de constater que la paroi était amincie au niveau de la rupture. L'orifice interne de la perforation était placé entre les deux faisceaux qui partent du sommet de la colonne charnue de premier ordre, la plus voisine de la cloison interventriculaire. Entre ces deux faisceaux se trouvait un caillot noir ; mais la cavité des ventricules n'en renfermait pas d'autre. Entre ce caillot et la perforation, il existait de petites coagulations filamenteuses siégeant dans les mailles formées par l'entrelacement des colon-

(1) *Bull. Soc. anat.*, 2ᵉ série ; an. 1863, t. VIII. p. 124-125.

nes charnues du troisième ordre, et tendant à réunir sur quelques points les bords de l'orifice interne de la déchirure. A la surface externe du cœur, on trouvait un dépôt graisseux assez uniforme.

Le tissu de l'organe avait une teinte légèrement jaunâtre, et sa consistance était moindre qu'à l'état normal.

L'examen au microscope, fait par M. le docteur Ordonez, nous a permis de constater dans le tissu du cœur les particularités suivantes : il existait entre les fibres musculaires un dépôt anormal, mais peu considérable de vésicules adipeuses; ces fibres musculaires étaient le siége d'une altération remarquable; elles contenaient, à leur partie centrale, un dépôt granuleux jaunâtre; quelques-unes même étaient envahies dans la totalité de leur épaisseur, et leurs stries avaient complétement disparu. Ce dépôt contenait : 1° de la graisse à l'état amorphe; 2° une matière colorante très probablement fournie par le sang; 3° enfin et surtout, une matière inorganique, qui, en raison de sa prédominance, formait la partie essentielle de l'altération. Cette matière inorganique, saline, traitée par l'ammoniaque, fournissait de nombreux cristaux de phosphate ammoniaco-magnésien. La présence de ce dépôt inorganique constitue une dégénérescence toute spéciale, et explique ce changement de consistance en vertu duquel la rupture du cœur s'est produite.

OBS. XXXIII (1). — Mort subite; hémorrhagie du péricarde consécutive à une hémorrhagie interstitielle du ventricule gauche; oblitération de l'artère coronaire postérieure par un caillot. Communication faite à la Société anatomique par M. Dansart, interne des hôpitaux.

Le 28 février 1873, Mme B..., âgée de 70 ans, pensionnaire à Sainte-Périne, mourut subitement.

Mme B... jouissait d'une bonne santé le jour même de sa mort; elle s'était, du reste, toujours très bien portée et possédait un embonpoint assez marqué.

A l'autopsie, on trouva le péricarde considérablement distendu et présentant un aspect bleuâtre.

L'ouverture de cette membrane donna issue à du sang liquide, qui remplissait complétement la cavité péricardique.

(1) Nous sommes très reconnaissant à notre collègue Dansart d'avoir bien voulu mettre à notre disposition un résumé de son intéressante Observation, nous le prions de recevoir nos remerciements sincères.

A. l'extérieur, les gros vaisseaux paraissaient sains et l'attention fut immédiatement attirée par l'existence d'une ecchymose siégeant sur la paroi postérieure du.cœur, au niveau du ventricule gauche et plus rapprochée du bord gauche du.cœur que du sillon interventriculaire. Cette ecchymose, d'une teinte rouge foncé, présentait une hauteur d'environ trente-cinq ou quarante millimètres, et une largeur variant entre sept et dix millimètres. Vers la partie moyenne de cette ecchymose, on constatait l'existence d'un orifice très petit, sous forme de fente, admettant l'extrémité d'une sonde cannelée. La sonde cannelée s'enfonçait dans un cul-de-sac, dirigé obliquement dans l'épaisseur de la paroi ventriculaire et limitant l'introduction de l'instrument à une longueur de quatre à cinq millimètres.

On ouvrit les cavités cardiaques. Il n'y avait aucune altéraration au niveau des gros vaisseaux. La cavité du ventricule gauche ne présentait pas la moindre communication avec la poche péricardique ; des recherches minutieuses ne purent faire découvrir la plus petite fente dans l'interstice des muscles papillaires. Quelques incisions faites dans l'épaisseur de la paroi ventriculaire, au niveau de l'ecchymose, prouvèrent que l'infiltration sanguine occupait une grande épaisseur de la paroi ventriculaire ; mais on put s'assurer, par une coupe faite obliquement à la face interne des ventricules, près de la base des muscles papillaires, qu'une certaine épaisseur du muscle ventriculaire, attenant à l'endocarde, était exempte d'infiltration sanguine. Cette dernière donnée venait expliquer l'absence d'orifice de communication au niveau de l'endocarde. Il est bon de faire observer que le muscle cardiaque, à l'œil nu, était parfaitement sain. Le cœur avait un volume normal, et les parois des cavités présentaient une épaisseur qui éloignait toute idée de travail atrophique à leurs dépens.

Il est vrai qu'il y avait surcharge graisseuse au niveau des sillons cardiaques ; mais cette surcharge graisseuse n'était pas spéciale à l'organe central de la circulation, attendu que le tissu adipeux, chez notre sujet, était fortement développé dans tous les organes.

La dissection des artères coronaires; faite deux mois après l'autopsie (le cœur ayant été conservé dans l'alcool), donna les résultats les plus remarquables :

1° L'artère coronaire postérieure est très altérée : ses parois sont dures et épaissies ; sa face interne présente une coloration rougeâtre très prononcée. Après un trajet de quelques centimètres dans le sillon interauriculo-ventriculaire, le calibre de l'artère cesse d'être perméable ; il est occupé par un caillot rougeâtre, adhérent à ses parois, qui se prolonge jusque dans les deux branches de bifurcation de la coronaire postérieure : artère interauriculo-ventriculaire et artère interventriculaire postérieure. De l'artère interauriculo-ventriculaire part une collatérale, qui descend le long de la face postérieure du ventricule gauche et qui se rend au foyer hémorrhagique que nous avons décrit. Cette artère est blanchâtre, exsangue, et c'est à ses dépens, selon toute probabilité, que s'est faite l'hémorrhagie qui a occasionné la mort. Il y a eu rupture d'une artériole altérée, lors du rétablissement de la circulation collatérale qui a dû s'effectuer à la suite de l'oblitération de l'artère coronaire postérieure.

2° L'artère coronaire antérieure est également altérée ; ses parois sont épaissies, sa face interne est rougeâtre, mais son calibre est perméable.

Cette pièce nous paraît intéressante en ce qu'elle démontre la possibilité d'une hémorrhagie péricardique mortelle, liée seulement à une rupture incomplète du cœur.

Il est facile de se convaincre également, par l'examen de cette pièce, que si une hémorrhagie moins abondante dans le péricarde avait permis à la malade de vivre quelques temps, la rupture de la paroi ventriculaire se fût complétée et, dans les cas de ce genre, la rupture du cœur doit être considérée comme un phénomène secondaire et non primitif.

Obs. XXXIV (1). — Foyer hémorraghique des parois du cœur, ouvert dans les ventricule ; scorbut ; par M. Malassez, interne des hôpitaux.

Le 17 avril 1871, on amenait à la Charité (service de M. Pidoux, salle Saint-Vincent, n° 10) une femme de 32 ans, dans un tel état que je ne crus pas devoir l'examiner. Elle était presque sans connaissance, bouche et narines fuligineuses, dyspnée énorme, pouls imperceptible, peau froide, battements du cœur irréguliers et très faibles ; il y avait, en somme, un mélange d'aspect typhoïde et d'asystolie. Je me contentai de prescrire les cordiaux.

Commémoratifs. — On m'apprit qu'elle était de mauvaise santé ; qu'elle avait eu, il y a quelque temps, une bronchite qui avait duré longtemps et qu'elle avait même craché du sang

(1) *Bull. Soc. anat.*, 2me sér.; an. 1871, t. XVI, p. 53-56.

dans ces derniers temps. Mariée depuis peu, elle avait eu coup sur coup deux grossesses; la dernière avait été double et elle avait accouché au commencement de janvier. En raison du siége et de son peu de fortune, il lui fallut nourrir ses deux enfants. L'un mourut rapidement, l'autre aurait probablement eu le même sort, si on n'était parvenu à lui donner une nourrice. Quant à elle, cet allaitement avait ruiné sa santé; lorsqu'au bout de neuf jours elle voulut se lever, elle fut prise d'étouffement, si bien qu'elle fut obligée de se remettre au lit, mais, sans pouvoir se coucher horizontalement, il lui fallait rester assise sur son séant. Son retour de couches arriva au bout de six semaines, vers le milieu du mois de février, et son état ne fit qu'empirer encore. On n'a pu me renseigner sur le traitement que lui fit subir son médecin; en tout cas, elle n'éprouva aucun soulagement.

Etat actuel. — Le lendemain matin, il y avait un peu d'amélioration, et j'en profitai pour faire un examen rapide.

Matité du cœur, plus étendue qu'à l'état normal. Choc de la pointe très faible, se faisant sentir un peu au-dessus de la limite inférieure de la matité. Tic-tac peu sensible, irrégulier; espèce de frottement léger, s'entendant aux deux temps, entre la base et la pointe. Pouls filiforme. Sonorité des poumons et râles de bronchite en avant; en arrière (examen très rapide), matité et absence du bruit respiratoire en bas. Abdomen souple, indolent, siége d'épanchement ascitique moyen.

Œdème considérable des jambes, phlyctènes donnant une sérosité abondante, taches ecchymotiques.

Les mains, la droite surtout, également œdématiées, mais beaucoup moins. La face ne l'est pas.

Mort le soir même.

Autopsie faite le lendemain, mais assez incomplétement, par suite d'obstacles de la part de la famille.

Cœur volumineux, un peu de sérosité péricardique.

Taches de purpura sur les faces antérieure et postérieure, ainsi que sur les faces extérieures, dès l'origine des artères pulmonaire et aorte. Cavités ventriculaires remplies de caillots mous, gelée de groseille; de plus, occupant la partie inférieure de ces cavités (plus la gauche que la droite), caillots anciens, jaunâtres et pultacés dans leur partie superficielle, tachés de points rouge noir et plus résistants dans les parties profondes, et très adhérents aux parois cardiaques. Cette adhérence n'est pas due à une adhésion de tissu, mais à ce que ces caillots envoient des prolongements entre les colonnes charnues et les tiennent étroitement embrassées. Pas d'altération de l'endocarde.

A la pointe du cœur, dans l'épaisseur même des parois, existe un foyer sanguin, rempli de caillots, en partie d'un rouge noir, en partie jaunâtres ; d'une façon générale, les parties centrales sont plus rouges que les parties périphériques ; dans quelques-uns des prolongements du foyer, il est facile de voir le caillot présenter une partie corticale jaune et une partie centrale rouge noir.

Le foyer hémorrhagique s'étend en haut dans la paroi interventriculaire, et latéralement sous les deux ventricules, avec lesquels il communique en plusieurs points, de telle sorte que les caillots du ventricule se continuent avec ceux du foyer.

Les parois ont l'aspect des parois ventriculaires, elles sont lisses et présentent des colonnes charnues ; il semble qu'il y ait eu séparation, dissection des faisceaux musculaires.

Orifices artériels et auriculo-ventriculaires normaux. Taches opalines sur la valvule mitrale, avec un peu d'épaississement des bords libres.

Sérosité dans les plèvres. — Etat fœtal d'une partie du lobe inférieur du poumon droit. Des deux côtés, noyaux hémorrhagiques et infarctus ; dans une artériole se rendant à un de ces infarctus, caillot contenant une petite masse jaunâtre, ayant même aspect que les parties superficielles du caillot interventriculaire (embolie). Au sommet droit, deux petites masses caséeuses entourées de cirrhose. Muqueuse bronchique rouge et tuméfiée.

Sérosité péritonéale. — Foie muscade, presque complétement gras en certains endroits. Reins gras, sur l'un d'eux deux petits infarctus.

Réflexions. — Il y a lieu de rechercher comment se sont produits et le foyer hémorrhagique des parois du cœur et les caillots des ventricules.

Comme, d'une part, il y a continuité entre les caillots interventriculaires et ceux du foyer hémorrhagique ; comme, d'autre part, les caillots interventriculaires sont plus anciens que ceux du foyer, on est en droit d'en conclure qu'une hémorrhagie s'est faite primitivement dans les parois ventriculaires, au niveau de la pointe, qu'elle a formé là une espèce d'anévrisme et que le sang s'y est coagulé (pour expliquer cette coagulation on pourrait faire intervenir dans ce cas l'état puerpéral), puisque, l'hémorrhagie continuant et l'anévrisme faisant des progrès, le foyer se serait ouvert dans les ventricules et des caillots déjà formés y auraient été poussés.

Donc, d'après cette manière de voir, les caillots interventriculaires proviendraient du foyer hémorrhagique intra-musculaire.

Quant à cette hémorrhagie, il est possible qu'elle soit le résultat de la rupture d'une artériole. J'ai vu, en effet, sur les parois du foyer quelques orifices qui m'ont paru vasculaires; mais je n'en suis pas sûr, et, d'autre part, en suivant avec le scalpel les ramifications de l'artère coronaire, je n'ai pu arriver jusqu'au foyer. Il est peut-être plus probable que l'hémorrhagie soit due à une rupture capillaire, les capillaires, comme les plaques de fibres musculaires, ayant subi la dégénérescence graisseuse. Et, vu les antécédents de notre malade : état puerpéral, allaitement, privations du siége ; ou les lésions : œdème des membres, ecchymoses des jambes, purpura péricardique et artériel, hémorrhagies pulmonaires, on est en droit d'invoquer le scorbut pour expliquer et cette dégénérescence et cette hémorrhagie cardiaques.

Obs. XXXV (1).

M. Montault présente à la Société un cas remarquable de maladie du cœur et donne quelques renseignements sur les symptômes qui ont précédé la mort.

La cavité des ventricules renferme une substance d'un gris jaunâtre, semblable à de la fibrine altérée. Cete matière, au centre de laquelle on trouvé un liquide sanieux, adhère à la face interne des ventricules et y paraît retenue d'ailleurs par les colonnes charnues autour desquelles elle s'étend. Le tissu du ventricule gauche est ecchymosé, le droit est sain. Les artères cardiaques sont ossifiées.

Aucun trouble dans les contractions du cœur n'avait fait prévoir une semblable affection ; on avait observé néanmoins quelques-uns des symptômes qui accompagnent les maladies du cœur, l'asthme, l'orthopnée. Il y avait, outre la lésion du cœur, un double hydro-thorax.

Le malade était âgé de 73 ans.

---

(1) *Bull. Soc., anat.,* 4ᵉ année. — An. 1829, p. 76-77.

RUPTURE DU VENTRICULE DROIT

Obs. XXXVI (1). — M. Cruveilher présente un cas de gangrène partielle du cœur.

Une femme de 50 ans, qui avait des antécédents syphilitiques, portait sur la partie antérieure du front une tumeur fluctuante et indolente. Lorsqu'on exerçait sur cette tumeur une pression longtemps prolongée, on finissait par la vider; une grande quantité de pus s'écoulait alors par le nez; on diagnostiqua une affection du sinus frontal avec destruction de la paroi antérieure de ce sinus. Il y avait, de plus, trois exostoses sur les bras et les avant-bras.

Pendant la durée du traitement, cette femme fut prise d'albuminurie, et c'est à cette dernière affection qu'elle a paru succomber.

A l'autopsie, on trouve les reins atteints de néphrite albumineuse. Le sinus frontal est très dilaté et plein de pus; sa paroi antérieure est détruite dans une grande étendue; autour de cette perforation, le tissu osseux est épaissi et condensé; il n'y a plus de diploë; toute l'épaisseur de l'os est constituée par un tissu compacte, très serré.

A la base du ventricule droit du cœur existe une teinte d'un gris verdâtre, dans une étendue de 2 centimètres carrés; une incision pratiquée sur ce point montre que l'altération occupe presque toute l'épaisseur de la paroi ventriculaire. Le tissu du cœur est ramolli à ce niveau; il se déchire à la moindre traction; il est vraisemblable que si la malade eût vécu plus longtemps, il se serait produit une rupture du cœur.

L'artère coronaire postérieure, qui est principalement destinée au ventricule droit, est oblitérée dans la plus grande partie de son étendue. L'oblitération commence à un demi-centimètre de l'embouchure de ce vaisseau. Les parois de l'artère sont le siége de concrétions calcaires très nombreuses. Son canal est rempli par un caillot adhérent, ferme et déjà décoloré.

(1) *Bull. Soc. anat,* 25ᵐᵉ année. — An. 1850, p. 167-168.

Obs. XXXVII (1). — Phénomènes congestifs généraux ; invasion brusque de phénomènes cardiaques anormaux ; dyspnée intense, matité péricardique rapide ; abaissement subit et considérable de température ; mort très prompte ; athéromes et oblitérations des artères ; épanchement de sang dans le péricarde ; rupture externe du cœur ; endocardite ancienne ; zones altérées de l'estomac. Observation recueillie et communiquée par M. Henry Liouville. (Résumée.)

Françoise-Rosalie Ch..., âgée de 83 ans, entrée le 4 mai 1868, morte le 16 mai 1868, à 7 heures, service de M. Vulpian, salle Saint-Denis, n° 9, Salpétrière.

Cette malade a déjà eu un érysipèle de la face et du cuir chevelu, dont la guérison a été facilement obtenue.

Elle entre, le 5 mai 1868, salle Saint-Denis, n° 9.

Elle est souffrante d'une toux avec bronchite. Un peu d'embarras gastrique ; pas de fièvre. Urine pas de sucre ; pas d'albumine.

9 mai. — Cœur, pas de bruit anormal.

13 mai. — Crachats secs, un peu collants, aérés, blanchâtres. A gauche, en arrière en bas, à un point vers la colonne vertébrale, on entend, au milieu de râles nombreux de bronchite intense, des râles sous-crépitants et une respiration légèrement soufflante. De ce côté, submatité légère. La pupille droite est un peu plus dilatée que la gauche. La joue droite est manifestement plus rouge et plus chaude que la joue gauche. P. 120. R. 40. T. 37°, 6.

14 mai. — Mieux comme santé générale. Toujours râles sous-crépitants fins à gauche prédominants. On ne distingue pas de souffle véritable. P. 88. R. 42. T. 37°,4.

Le soir, pouls rapide, petit, inégal, irrégulier, intermittent. Respiration abdominale avec dyspnée. Teinte un peu jaune pâle de la face. Cœur, bruits rapides, irréguliers, intermittents, sourds et quelquefois irrégulièrement frappés. Peut-être bruit de souffle ? (Grande difficulté d'auscultation.) P. 118. R. 44. T. 37°,8.

15 mai. — Cœur, bruit douteux vers le premier temps (difficulté d'ausculter). Dyspnée ; aspiration pénible ; respiration abdominale. Sueur sur la face. Pouls irrégulier, petit, intermittent (92).

(1) *Mém. Soc. biol.*, 4ᵉ série ; an. 1868, t. XX. Compte-rendu des séances, p. 123-128.

16 mai. — Matité précordiale très étendue. Perte d'élasticité de la région. Les bruits du cœur sont entendus faiblement. Dyspnée cardiaque. T. 34°,2.

Le soir à 5 heures 1/2. Oppression toujours très grande. Face rouge, couverte de sueur. Tendance au refroidissement des extrémités, inférieures surtout. Pouls petit. Dyspnée. La peau du corps est toujours froide; les lèvres ne sont pas cyanosées. Les pupilles sont égales, moyennement dilatées. Cœur, mêmes signes à la percussion. Les bruits sont toujours sourds, lointains, à peine perceptibles. P. 90. R. 48. T. axillaire 36°, rectale 37°,8.

Elle meurt subitement à 7 heures. Trois quarts d'heure après la mort, rigidité cadavérique assez prononcée.

Pupilles égales, moyennement dilatées. T. axil. 34°, vagin 36°.

Autopsie faite le 18 mai 1868.

(Vu la longueur de cette Observation et malgré l'intérêt qu'elles présentent, nous sommes obligés de passer sous silence les altérations de l'encéphale et celles de la cavité abdominale pour ne noter que ce qui a trait à notre sujet.)

Cavité thoracique. Poids du cœur avec les poumons et le péricarde : 2,400 grammes. Le péricarde est énormément distendu et mesure dans sa plus grande circonférence 45 centimètres; de la pointe à la base 26 centimètres.

Les poumons sont très affaissés. Poumon droit (450 gr.). Liquide assez abondant, environ un demi-litre, dans la plèvre droite. Pas d'adhérences.

Poumon gauche (260 gr.) Le lobe inférieur est réduit à une sorte de lame adhérente à la cage thoracique. Adhérences très fortes en bas, quelques-unes en haut, peu solides. En un point, l'extrémité des bronches paraît ossifiée?

Cœur.—Le péricarde étant ouvert, il en sort du sang pur noir, très fluide (300 gr.). La face pariétale du péricarde offre des traces de néo-membranes rouges, grenues, chagrinées, sur presque toute son étendue. On trouve ce même état sur l'origine de l'aorte et sur les faces du cœur qui sont, de plus, recouvertes par un caillot solide, noirâtre, membraniforme, pesant 70 grammes. Ce caillot se détache assez facilement des faces antérieure et postérieure du cœur ; mais sur le cœur droit, à la face antérieure, vers la partie moyenne, il adhère plus intimement en un point qui offre une fissure longitudinale, en forme de boutonnière, d'une longueur d'un centimètre. Autour, de petits caillots noirâtres adhèrent à la surface du cœur. De cette fissure, déchiquetée irrégulièrement, on fait sourdre, en pressant un peu les parois, du sang d'abord rouge, puis plus clair, mais sortant en assez notable quantité. Une bougie, introduite dans la fissure, pénètre obliquement de gauche à droite, dans le ventricule droit, du côté de la paroi, entre des colonnes de troisième ordre.

A ce niveau, dans le ventricule, il existe des caillots noirs autour de la perforation. Dans ce même ventricule droit, on trouve des caillots pris dans les cordages de la valvule tricuspide, d'autres pris dans les colonnes charnues.

A la pointe, il existe une masse arrondie, de la grosseur d'une noix, et comme superposée au muscle; en faisant une coupe, on remarque ce qui suit: d'abord l'enveloppe externe ne paraît pas interrompue, mais soulevée; elle est parsemée de cet état chagriné déjà indiqué; ensuite un caillot sanguin, puis une couche paraissant être de la graisse; puis, dans cette masse graisseuse où se voient quelques fibres musculaires, deux kystes sanguins, remplis d'un sang semi-liquide; une couche qui paraît être uniquement musculaire, quoique sa teinte soit feuille morte et rouge pâle; enfin, des colonnes charnues du ventricule.

Cœur gauche. — Il présente à la pointe un caillot enkysté, offrant des teintes différentes comme couleur et des états différents aussi comme consistance. D'autres kystes, à contenu puriforme, sont enchevêtrés dans les colonnes, près de la paroi; mais le point où l'altération est le plus prononcée est évidemment la partie inférieure de la paroi interventriculaire. A ce niveau, la membrane interne offre une zone de la dimension de quatre centimètres en hauteur sur trois centimètres en largeur, où l'on remarque une disparition presque complète des colonnes de troisième ordre, avec état boursouflé, rugeux, de teinte rouge, avec injection considérable de ces petites végétations mamelonnées. Dans l'auricule gauche, caillot assez volumineux, enkysté. (Endocardite mamelonnée et ulcéreuse.)

Les valvules sigmoïdes de l'aorte sont très scléreuses, comme aussi la valvule mitrale, mais leur jeu était encore possible. L'artère coronaire offre un état scléro-athéromateux très avancé dans toute son étendue; vers la partie moyenne, on trouve un petit bouchon dur, résistant, allongé, ne paraissant pas adhérer à la membrane; deux centimètres plus loin, le calibre déjà rétréci est complétement oblitéré. Les parois même du vaisseau sont très épaissies, et il y a ainsi une oblitération qui paraît complète dans la région qui correspond aux altérations signalées sur les parois internes.

Nous croyons devoir insister sur l'altération observée dans le ventricule gauche.

Le caillot principal que l'on y remarque est dur, épais, adhérant fortement à la paroi du ventricule ; il paraît ancien et composé de plusieurs couches ; il commence à deux travers de doigt de l'anneau aortique. Il longe toute la paroi ventriculaire en forme de fer à cheval, pour venir se terminer de l'autre côté, vers l'un des piliers de la valvule mitrale. Son épaisseur dans quelques points est au moins de deux centimètres. Il s'est, pour ainsi dire, creusé une coque dans la paroi ventriculaire, qu'il a refoulée, et celle-ci se confond tellement avec les couches stratifiées de ce caillot, qu'il serait possible de faire la comparaison avec les couches d'un anévrisme. En tous cas, il y a une infiltration sanguine manifeste dans le myocarde lui-même, qui, par places, offre certains points bombés, et une coupe faite en ces points donne des couches stratifiées paraissant composées de dépôts sanguins, entremêlés de couches musculaires.

Il est un point où il est difficile de dire si ce sont les fibres musculaires seules de la paroi qui empêchent les deux ventricules de communiquer vers leur pointe, ou si l'obstacle résistant n'est pas composé par l'ancienne paroi altérée et dans laquelle des caillots sanguins enchevêtrés en oblitéreraient les points détruits.

Examen histologique. — Cœur ; les fibres du cœur, examinées au microscope et prises non loin de l'endroit où existait la rupture, se présentent sous la forme de fibres musculaires rompues, courtes et offrant en de certaines places des dilatations ou des rétrécissements qui leur donnent un aspect bombé, moniliforme. Pour les plus altérées, la texture normale a complétement disparu, et est remplacé par un amas de granulations graisseuses ; pour d'autres, moins altérées, l'enveloppe étant à peu près intacte, les granulations graisseuses ne paraissent que couvrir certaines places des fibres qui, dans d'autres points, semblent conservées. Autour des fibres existent de gros amas de granulations volumineuses, ressemblant aux corps dits de Gludge, mais le plus souvent enveloppés d'une cellule fine qui contient les granulations graisseuses. Ces cellules sont arrondies ou allongées.

Dans la préparation existent des globules de sang épanchés, nombreux, à peu près normaux. Les vaisseaux sont plus volumineux pour la plupart ; ils sont couverts de granulations graisseuses, et dans leur enveloppe externe on constate des amas de granulations sous forme de corps de Gludge, la plupart en cellules ; les noyaux sont très visibles et dégénérés par la graisse. Dans l'intérieur de ces vaisssaux, globules blancs au milieu de globules rouges.

En résumé, le même processus pathologique (altération vasculaire, oblitération circulatoire et dégénération granulo-graisseuse) avait présidé manifestement à ces diverses altérations d'organes différents (cerveau, cœur, estomac) et avaient amené finalement, quel que fût l'organe, des désordres pareils, toutefois avec les différences inhérentes et spéciales aux textures de chacun d'eux : la cessation de la circulation, la gangrène, le ramollissement, d'où la rupture organique.

Nous prions M. le docteur Jules Besnier d'accepter l'expression de notre vive gratitude pour l'obligeance avec laquelle il a mis à notre disposition la curieuse Observation qui suit; nous en avons eu, pour ainsi dire, une épreuve avant la lettre.

Obs. XXXVIII. — Anévrisme disséquant. Hémorrhagie dans la plèvre gauché. Rupture du cœur droit. Par le docteur Jules Besnier, membre titulaire de la Société anatomique. Communiquée dans la séance du 14 mars 1873 (1).

M. X..., après une course assez longue, regagnait sa demeure vers 6 heures du soir, le 10 décembre 1872, lorsqu'il se sentit tout d'un coup pris d'étourdissement et d'oppression. Craignant alors de perdre complétement connaissance et de tomber, sur la voie publique, il se dirigea en courant vers une pharmacie, qui se trouvait dans le voisinage. Là, on le fit asseoir, il prit un peu d'éther et, après quelques minutes de repos, ces premiers accidents s'amendèrent assez pour lui permettre de traverser seul la rue et d'arriver à sa maison qui, du reste, n'était plus qu'à quelques pas. Mais il ne put monter, au cinquième qu'il occupait, qu'appuyé sur le concierge, et il s'aperçut alors que son bras gauche était paralysé. Très effrayé de son état, il se coucha avec l'aide de quelques personnes et il me fit demander aussitôt; quelques minutes après, j'arrivais auprès de lui.

C'était un homme âgé de 63 ans, grand et fort, surchargé d'embonpoint, ayant le teint un peu pâle et blafard, et qui avait toujours mené une vie active. Il n'avait jamais fait de maladie

(1) *Bull. Soc. anat.;* an. 1873.

grave, mais, depuis quelques années, il se plaignait d'un peu
d'oppression et d'essoufflement à la marche. Grand mangeur
d'ordinaire, ce jour-là, il avait déjeuné chez un de ses amis et
il avait pris du café, ce qu'il ne faisait plus depuis longtemps.
Pendant que le malade me racontait lui-même les différentes
circonstances que je viens de rapporter, il s'interrompait à
chaque instant pour me montrer son bras paralysé et me répé-
ter qu'il était un homme perdu.

A l'examen de ce membre, je constatai les symptômes suivants : la main était pâle, décolorée, froide au toucher; les
doigts étaient étendus et le malade ne pouvait pas les fermer,
ni les mouvoir; l'avant-bras présentait un état analogue, le
malade ne pouvait l'étendre ni lui imprimer de mouvement de
supination ou de pronation, ni le fléchir sur le bras. Mais la
main et l'avant-bras n'offraient aucune résistance aux mouvements qu'on leur imprimait, ils pendaient inertes au bras. Par
contre, ce dernier segment du membre supérieur avait conservé
tous ses mouvements intacts; le malade le portait avec facilité
dans tous les sens et, lorsqu'il le dirigeait en avant, comme il
était dans le décubitus dorsal, la main lui retombait de tout
son poids sur la face.

La sensibilité du membre était profondément modifiée. Le
malade se plaignait vivement d'engourdissement et de douleurs.
L'engourdissement siégeait surtout à la main et aux doigts, et
il était permanent. Les douleurs n'étaient pas fixes, elles passaient d'un point à un autre, occupant soit l'avant-bras, soit le
bras, soit l'articulation du coude et même celle de l'épaule.
Elles n'étaient pas continues, ou du moins elles avaient des
paroxysmes violents, revenant à des intervalles de quelques
moments et arrachant des plaintes involontaires au malade.
Sous la pression, elles n'étaient pas augmentées; il n'y avait,
du reste, ni rougeur, ni gonflement qui pût les expliquer. Par
contre, la sensibilité cutanée était très affaiblie, même au niveau des points douloureux; à la main, elle était presque complétement perdue; là, en effet, les piqûres et les pincements
répétés étaient à peine perçus. Sur le bras, cependant, la sensibilité redevenait plus marquée.

A part ces symptômes, le malade ne se plaignait à ce moment,
c'est-à-dire à mon arrivée près de lui, d'aucun autre trouble
morbide. Le facies était un peu pâle et anxieux; la parole
brève, mais nette; la respiration était calme et régulière, parfois, cependant, il y avait un peu d'oppression qui cédait à une
inspiration plus profonde.

L'intelligence était absolument intacte. Cependant le malade était très inquiet de son état, et bientôt, sous l'empire de ses préoccupations, il voulut se lever pour mettre, disait-il, ordre à ses affaires. De son bras droit, il se souleva et se mit en mesure de descendre de son lit. Mais à peine eut-il les pieds par terre que, voulant se tenir debout, il retomba sur le côté droit, en disant qu'il avait aussi la jambe droite paralysée, et je dus l'aider à se recoucher. Examinant alors le membre inférieur droit, je constatai que les mouvements persistaient, aussi bien ceux de la cuisse et de la jambe que ceux du pied, mais ils étaient lents et affaiblis. Le malade se plaignait en même temps d'un engourdissement très marqué à la plante du pied et aux orteils, et de douleurs vives au niveau du mollet et du genou, douleurs qui ne tardèrent pas à se déplacer et à présenter des paroxysmes violents comme celles du bras gauche. Enfin, la sensibilité cutanée était aussi très émoussée au niveau du pied, mais elle reparaissait à la jambe et à la cuisse. Le membre inférieur gauche, par opposition, n'offrait aucun symptôme, et le malade ne s'en plaignait pas.

Cet examen des membres inférieurs n'était pas terminé, que mon attention fut de nouveau attirée vivement par le malade sur son bras droit qui, disait-il, se prenait aussi de paralysie. Je trouvai, en effet, ce membre dans un état analogue à celui du bras gauche; la main pâle, froide et inerte, l'avant-bras sans mouvement, tandis que le bras pouvait être porté par le malade en tous sens; des douleurs se montraient aussi en différents points, et la sensibilité cutanée avait disparu au niveau des doigts et de la main, pour ne reparaître qu'au niveau du bras.

Tous ces différents symptômes s'étaient développés sous mes yeux successivement et sans interruption, pour ainsi dire, et j'étais fort incertain sur leur cause et leurs suites. J'examinai alors l'état de la circulation. Aux membres, je constatai qu'aucun battement artériel n'était perceptible au poignet, ni au pli du coude, ni le long du bras, et cela aussi bien dans le membre supérieur droit que dans le gauche. Au pli de l'aine, à droite (côté atteint), les battements de la fémorale faisaient aussi complétement défaut; à gauche, au contraire, ils étaient parfaitement nets et même assez forts. A la tête, les battements de l'artère temporale droite étaient nuls, tandis que ceux de la temporale gauche persistaient très nettement.

A la région cardiaque, la percussion ne put me donner que des résultats incertains, en raison de l'embonpoint du malade. A l'auscultation, je trouvai les battements du cœur très faibles, très éloignés et ralentis; ils battaient, en effet, 50 à 55 fois par minute; mais, en même temps, ils étaient très réguliers. De plus, je constatai, au niveau de la partie moyenne de la région, l'existence d'un bruit de souffle très doux, mais très net, et qui s'entendait au deuxième temps de la révolution cardiaque.

L'intelligence était toujours intacte, la respiration bonne, la parole très nette, le malade parlait même beaucoup; il est inutile d'ajouter qu'il était de plus en plus effrayé de son état.

En présence de cet ensemble de symptômes, et surtout de ce qui existait du côté de la circulation, je m'arrêtai au diagnostic suivant : insuffisance aortique avec dégénérescence graisseuse du cœur et embolies artérielles dans les artères des membres paralysés. Des sinapismes furent appliqués sur les membres et suivis de frictions. Sous l'influence de ces moyens, la sensibilité et les mouvements revinrent assez vite dans les mains et dans les avant-bras, et le malade put, à sa grande satisfaction, me serrer la main. Mais le pouls faisait toujours défaut, et cette amélioration ne dura que peu de temps. Bientôt, en effet, les membres supérieurs retombèrent dans l'état où ils étaient avant. Des boules d'eau chaude furent alors disposées autour du malade et je le quittai très soucieux de son état. Je retournai près de lui dans la soirée et je m'y trouvai avec le docteur Guilbert, qui le connaissait depuis longtemps et qu'il m'avait chargé de faire prévenir. Ce dernier me confirma dans l'idée d'une insuffisance aortique, car il avait pu autrefois, et à différentes reprises, constater le bruit de souffle à la base du cœur et au second temps, qui m'avait frappé. L'état du malade était, du reste, à peu près le même. Toutefois, les douleurs étaient plus violentes, offraient des paroxysmes plus rapprochés; de plus, elles s'étaient étendues à la région dorsale, le long de la colonne vertébrale. Aux membres, parfois elles s'accompagnaient de véritables contractions musculaires, sous forme de crampes passagères. Les points sur lesquels les sinapismes avaient été appliqués étaient presque tous recouverts de cloques, ou dépouillés de leur épiderme par le frottement. Les battements artériels faisaient toujours défaut dans les points indiqués. L'état de paralysie et d'anesthésie des extrémités était le même, et plusieurs fois nous fûmes témoins du retour passager de la sensibilité et du mouvement sous l'influence des frictions et de la chaleur. La parole était toujours aussi nette et aussi ferme qu'au premier moment, mais il y avait quelques douleurs vagues au creux épigastrique et un peu plus d'oppression.

La chaleur paraissant amener un peu de soulagement; nous fîmes envelopper le malade dans une couverture de laine et nous le quittâmes vers dix heures. Une heure après, on revenait me chercher en toute hâte; quand j'arrivai, il était mort. Le facies me frappa par sa pâleur; la mort était survenue brusquement, pendant que le malade parlait.

La durée de tous les accidents avait été de six heures.

L'autopsie fut pratiquée par le docteur Guilbert et moi, 40 heures environ après le décès

A l'aspect extérieur, ce cadavre était énormément tuméfié sur tous ses points; la face était recouverte d'une sanie sanguinalente, s'écoulant de la bouche et de l'angle interne des yeux; à la pression, il y avait partout une crépitation gazeuse très marquée; sur les flancs existaient de larges ampoules remplies de gaz.

A l'ouverture de la cavité thoracique du côté gauche, il se fit un écoulement très abondant d'un sang noirâtre liquide, re couvert de gouttelettes graisseuses très abondantes. Le sang s'échappait de la cavité pleurale, où il en restait une certaine quantité, offrant le même aspect; la totalité fut évaluée à un litre au moins. Du côté droit, l'ouverture de la plèvre ne donna issue qu'à un jet de gaz prolongé. Les poumons étaient refoulés en haut et le long de la colonne vertébrale; ils offraient un état emphysémateux très prononcé, surtout en avant et au sommet.

Le péricarde, mis à découvert avec précaution, était intact; il avait une coloration bleuâtre très prononcée, due à sa transparence. A son ouverture, on le trouva rempli par du sang en partie liquide et en partie coagulé, et dont la quantité était d'environ 200 grammes; le caillot noirâtre et mince était appliqué sur le ventricule gauche du cœur, qu'il enveloppait d'avant en arrière.

Le cœur était très volumineux, mais très régulier dans sa forme; il était flasque, d'une mollesse extrême, comme tremblottant au toucher, et enfin d'une coloration jaunâtre feuille morte, très marquée et très générale. Les sillons n'offraient que des traînées peu abondantes de graisse. Dans le ventricule gauche, un filet d'eau, versé par l'aorte, pénètre facilement et le remplit en totalité. La même expérience fut répétée à droite; l'eau pénétra également dans le ventricule, mais ne le remplit qu'aux deux tiers. Elle s'échappa alors au dehors par des gouttelettes qui suintaient de la paroi postérieure de l'organe. Sur cette paroi, on trouva, à la réunion de son tiers inférieur avec le tiers moyen, une fissure étroite, un peu oblique, de 10 à 12 millimètres de longueur, et dont les lèvres décolorées,étaient un peu irrégulières et rugueuses, et n'offraient pas trace de caillot sanguin.

A l'ouverture des deux ventricules, on ne trouva dans leurs cavités ni sang liquide, ni sang coagulé, pas plus qu'à leurs orifices artériels. Les valvules de ces orifices étaient saines, souples et lisses, sans adhérence ni induration. Les cavités du cœur étaient très notablement dilatées et leurs orifices participaient évidemment à cette dilatation.

Les parois étaient remarquables par un amincissement très prononcé ; au ventricule gauche, elles avaient à peine le tiers de leur épaisseur ordinaire ; au ventricule droit, plus amincies encore, elles étaient réduites à une épaisseur de 2 à 3 millimètres ; les filets tendineux étaient, eux-mêmes, très allongés et très ténus. A l'intérieur, comme à l'extérieur, toutes ces parties offraient une coloration jaunâtre, feuille morte, très marquée, et elles se déchiraient sous la moindre traction.

L'aorte, de son origine à sa sortie du péricarde, offrait une légère dilatation régulière et uniforme, elle était mince et friable, et d'une coloration jaunâtre, analogue à celle des parois ventriculaires, mais plus claire ; elle y était dépourvue de plaques calcaires et de foyers athéromateux. En dehors du péricarde, on trouvait au sommet de cet organe, autour des vaisseaux qui s'en échappent, une infiltration sanguine peu foncée de tous les tissus voisins et qui s'étendait à la base du cou et jusque dans la poitrine, masquant les parties sous-jacentes. A la crosse de l'aorte existait un décollement des tuniques artérielles, donnant lieu à un vaste anévrysme disséquant, qui se prolongeait sur l'aorte descendante et atteignait en même temps la plupart des branches qui se détachent de cette artère.

Dans les membres supérieurs, on retrouva de chaque côté ce décollement sur l'artère axillaire et sur l'artère humérale, et même on put le suivre jusqu'au niveau de la partie moyenne du bras, sans arriver à sa limite extrême.

Là, une incision longitudinale du vaisseau permit de constater la présence d'un caillot sanguin, noirâtre, assez résistant et qui se prolongeait, en remontant, vers l'artère axillaire où il devenait plus mollasse. Ce caillot était logé dans le canal superficiel, formé par le décollement des tuniques artérielles, et notamment de la tunique externe.

Au-dessous, on retrouvait un second canal, vide de sang, et qui était le canal artériel primitif. La paroi de ce dernier était affaissée et froncée par la pression du caillot précédent; un stylet, poussé par l'artère axillaire, ne put pénétrer au-delà de l'origine de l'artère humérale. Il y avait ainsi une oblitération complète, et par pression de dehors en dedans, du canal arté-riel primitif. Cette oblitération, qui se prolongeait sur une étendue de plusieurs centimètres, existait pour l'une et l'autre artère humérale.

On dut borner l'autopsie à ces constatations, la famille ne permettant pas de prolonger nos recherches. On ne put se rendre exactement compte du siége de la rupture de la paroi arté-rielle, qui avait été le point de départ de l'anévrisme à la crosse de l'aorte, ni de la manière dont ce dernier s'était ouvert dans la plèvre gauche.

La cavité abdominale ne fut pas ouverte et l'anévrisme ne put être, non plus, poursuivi jusqu'à sa terminaison inférieure.

En rapprochant les symptômes des lésions constatées à l'autopsie, il y a lieu de croire que les accidents se sont ainsi succédés :

Rupture de la paroi aortique, donnant lieu à l'anévrisme dis-séquant; ouverture de ce dernier dans la plèvre gauche; épan-chement de sang et refoulement du poumon, et, par suite, gêne de la circulation pulmonaire et enfin rupture du ventricule droit, atteint de longue date de dégénérescence graisseuse et de dilatation, et mort subite.

L'examen ultérieur d'un segment de chacune des artères humérales fit voir, sur une coupe transversale, que le décolle-ment des parois artérielles avait lieu dans les trois quarts an-térieurs de la circonférence du vaisseau, tandis que, dans le quart postérieur, les tuniques se rejoignaient et adhéraient entre elles. Sur les bords et le long de l'adhérence se voyaient des fibres transversales et obliques, passant à des hauteurs différentes, d'une paroi du canal anévrismal à l'autre, et don-nant lieu à de petites loges irrégulières, où le caillot sanguin envoyait des prolongements. De plus, on retrouvait sur les deux parois de ce canal, du côté de la tunique externe de l'artère, aussi bien que du côté de la tunique interne, une striation transversale, due à des fibres circulaires qui ne pouvaient appartenir qu'à la tunique moyenne de l'artère.

L'examen, fait au laboratoire de M. Ranvier, par M. Debove, a confirmé cette manière de voir, et les résultats en ont été communiqués par M. Debove, à une séance suivante.

Obs. XXXIX (1). — Affection cardiaco-vasculaire; Observation recueillie et communiquée par M. H. Liouville. Affection cardiaque ancienne; signes stéthoscopiques et cardiographiques en désaccord avec une simple affection organique, asystolie manifeste; mort. Athéromes et oblitérations artérielles; ramollissement cérébral; gangrène limitée au cœur; communication des deux ventricules par rupture interne; mélange des deux sangs sans cyanose; artère pulmonaire libre; anomalie de l'artère coronaire. (Résumée.)

Marie-Joséphine G..., âgée de 71 ans, couturière, né à Paris. Entrée le 16 mai 1868; morte le 29 mai 1869, à sept heures du matin. (Service de M. le docteur Vulpian.)

17 mai. — Cette malade a déjà été à l'infirmerie, en chirurgie, et dans le service de M. Charcot. Elle n'a pas d'infirmités, est venue à pied, se plaint de douleurs dans l'abdomen, à la région épigastrique; elle vient pour des vomissements répétés. Surdité très prononcée, plus marquée à droite qu'à gauche; elle ne paraît comprendre qu'au mouvement des lèvres.

Cœur. — Bruit de souffle intense, prolongé, qui a son maximum au premier temps et à la pointe, qui s'entend très bien au niveau de la base et se prolonge le long de l'aorte, mais non dans les vaisseaux du cou. Palpitations très fréquentes depuis au moins quatre mois. Malade très nerveuse; tremblement des lèvres lorsqu'elle parle. Elle a eu à un moment le ventre gros (ascite), mais cela a diminué.

Urine, pas d'albumine, densité 1,010.

20 mai. — Hier, syncopes, faiblesses très-grandes; sueurs sur la face. Pouls petit, faible. Cœur, bruit de souffle plus intense encore, maximum au premier temps et à la pointe, il occupe tout le premier temps, le silence et le commencement du deuxième temps; bruit de forge, rude, impressionnant l'oreille. On ne distingue même pas bien à la pointe le deuxième temps. Urine, pas d'albumine ni de sucre.

21 mai. — Température rectale, 38°, 2.

22 mai. — Pouls faible (64). Tracé cardiographique pris par M. Tridon. Ce tracé rend peu compte d'une affection cardiaque bien franche et habituelle; toutefois, il montre, comme coïncidants, des troubles pulmonaires qui semblent avoir une notable intensité.

(1) *Mém. Soc. de biol.*; 4e série, an. 1868; t. XX. Comptes rendus des séances, p. 117-121.

24 mai. — Toujours dyspnée, faiblesse, phénomènes graves d'asystolie. Poumons : à la percussion, sonorité à gauche en arrière ; matité et submatité à droite en arrière en bas; à l'auscultation, à ce niveau, induration hypostatique (vésicatoire).

26 mai. — Soif vive. La malade est couverte d'une sueur froide.

Le soir. — Asystolie toujours persistante; refroidissement et sueur froide, visqueuse. Etat de découragement extrême; elle se plaint d'étouffer.

27 mai. — Toujours bruit de souffle très intense, plus intense qu'il y a quelques jours. Râles trachéaux.

29 mai. — Elle meurt à sept heures du matin.

A aucun moment, cette femme n'a présenté de coloration bleuâtre ou cyanose d'aucun point du corps. Les ongles n'offraient, non plus, aucune altération qui nous eût frappé.

Autopsie faite le 30 mai 1868.

(Nous passons sous silence les altérations de l'encéphale.)

Cavité thoracique. — Cœur volumineux (520 gr.). Pas d'adhérence du péricarde. Insuffisance aortique. L'endocarde offre une rougeur très intense avec taches blanchâtres ; les plaques scléreuses présentent un état rouge jaunâtre très considérable. A la pointe, dans le ventricule gauche, ulcération profonde, avec déchirure du myocarde, des fibres, avec communication des deux ventricules, comme nous le décrivons plus loin, à part.

L'artère coronaire présente, dans tout son trajet, une dureté considérable, comme un cordon; vers son tiers inférieur, l'artère est complétement oblitérée; au-dessous se trouve une plaque de ramollissement du myocarde (toutes ces lésions se trouvent dans la région qui correspond à l'altération artérielle).

Aorte; au niveau de la carotide primitive gauche, abcès athéromateux de cinq centimètres de longueur et s'étendant horizontalement dans l'aorte.

Aorte abdominale; quelques abcès athéromateux.

Poumons (droit, 570 grammes, gauche; 650 grammes); congestion légère.

(Nous passons les altérations des organes abdominaux.)

Ajoutons que l'artère pulmonaire, examinée avec soin, était saine, nullement obstruée, et nous insistons pour indiquer qu'il n'y avait eu aucune apparence pendant la vie, et qu'il n'y avait aucunes traces actuelles de cyanose, ni coloration, ni état spécial des ongles.

Le ventricule gauche ouvert, et pour ainsi dire étalé, pré·
sente à sa face interne, dans sa moitié inférieure, du côté de
la paroi interventriculaire, une ulcération, perte de substance
que l'on ne découvrait pas à l'extérieur: Elle est d'une profondeur capable de loger une moitié de noix et fait communiquer
les deux cavités ventriculaires du cœur l'une avec l'autre,
mais seulement par des fissures visibles à la face interne du
ventricule droit. De l'eau, répandue dans cette poche, passe en
effet complétement d'un ventricule dans l'autre. Cette ulcération a détruit dans certaines places la totalité des colonnes
charnues de la paroi, qui ont complétement disparu et sont
remplacées par un amas granulo-graisseux de fibres dégénérées; dans d'autres places, on ne trouve plus les formes des
parois ventriculaires; enfin, en certains points, ces parois ne
sont que rongées sur leurs bords.

Du côté du ventricule droit, on aperçoit beaucoup moins de
ces lésions, si ce n'est par l'expérience de l'eau et par transparence, par des fissures, qui alors sont nettes.

Cette zone, ainsi gangrenée, est justement la partie ventriculaire qui se trouve limitée entre les terminaisons des deux
artères dont le conduit est oblitéré. Ces artères sont des branches anormales de la coronaire, mais qui toutes deux ont
éprouvé dans ce cas (fait singulier) ce que la coronaire seule
éprouve parfois.

En effet, on voit, au point où apparaît d'habitude l'artère
coronaire, naître un tronc artériel volumineux, qui, après un
trajet d'un centimètre environ, à partir du sillon auriculo-
ventriculaire, se divise en deux branches d'égal calibre et
d'une dimension qui, pour chacune, serait la dimension normale. Elles marchent dans la même direction, de haut en bas,
un peu obliquement, et font toutefois entre elles deux un angle,
qui, d'abord aigu, grandit à mesure que les branches descen-
dent (angle de 45° environ à l'origine). Alors, se dirigeant vers
la pointe du cœur, l'une obliquant toutefois un peu et parais·
sant gagner plutôt la face latérale externe gauche, elles
circonscrivent entre leurs deux branches une certaine zone
cardiaque.

Or, ces deux divisions artérielles, participant à l'altération
scléro-athéromateuse de leur tronc originaire, et offrant des
parois dures, résistantes, sont, de plus, toutes deux, à peu près
à la même hauteur, vers le milieu des ventricules, oblitérées
complétement par une masse résistante, paraissant ancienne
et faisant corps, pour ainsi dire, avec le conduit. Ces bouchons

paraissent des caillots solides et de date déjà ancienne. De plus, c'est la zone cardiaque (ventricule gauche), comprise justement dans leur écartement, qui offre cet état de mortification et de destruction signalé plus haut. Cette gangrène limitée du cœur paraît donc bien tenir à l'oblitération des vaisseaux chargés d'alimenter ce petit département organique. Elle mesure justement l'écart des deux troncs artériels anormaux, au point précis où commence leur oblitération absolue. L'anomalie qui eût pu, à la rigueur, offrir un conduit de précaution, si une seule coronaire avait été bouchée, n'a pas même, dans ce cas, été ainsi utilisée, à l'exemple de vaisseaux, dits de sûreté, de certains organes du corps humain.

Obs. XL (1). — Rupture d'une des colonnes charnues du cœur. Mort subite.

Mme Hubert est âgée de 74 ans. Elle a toujours été d'une très bonne santé. Plusieurs consultations lui ont été données pendant l'année, et toujours pour des affections très légères, telles que douleurs rhumatoïdes dans les membres et bronchite peu intense. Depuis quelque temps, elle consulte pour une grande faiblesse de tous les membres, au point que la plus petite promenade, le moindre travail la fatiguent énormément. Elle a perdu l'appétit et le sommeil. L'examen des poumons né révèle rien. L'auscultation du cœur ne fait découvrir qu'un certain degré d'asystolie; faiblesse très prononcée des bruits du cœur, qui se produisent pourtant avec leur rhythme normal, sans trace de souffle.

Le choc précordial est très faible; il faut appuyer très fortement dans l'espace intercostal pour arriver à le percevoir. Cette femme est très maigre, les muqueuses sont décolorées. Traitement fortifiant : vin de quinquina, paquets composés d'un mélange de rhubarbe, colombo et magnésie. Pilules de Vallet. Bon vin. Elle se remet un peu.

Le 17 octobre 1869, elle est prise d'une syncope assez prolongée; l'auscultation du cœur, après cette syncope, révèle une irrégularité très grande dans les battements du cœur avec dédoublement. Les traits portent l'empreinte d'un profond abattement. La malade se plaint pendant longtemps d'un sentiment

(1) Cette Observation nous a été transmise par notre bon ami le docteur P. Hestrès, qui l'a recueillie alors qu'il était interne de M. Raynaud, à la maison de retraite Chardon-Lagache. Nous avons pratiqué l'autopsie ensemble.

d'angoisse. Une infusion de mélisse est ordonnée. La nuit est assez calme, seulement la malade se réveille plusieurs fois en sursaut, se plaignant d'une forte constriction à la région précordiale. Point de douleur, ni au cœur, ni ailleurs. Le lendemain, l'auscultation ne révèle qu'une certaine irrégularité dans les battements du cœur, mais beaucoup moins prononcée qu'immédiatement après la syncope.

Deux jours après, tout est rentré dans l'état naturel, sauf la faiblesse générale qui est beaucoup plus accusée qu'avant la syncope : continuation du traitement tonique.

Le 2 novembre au soir, la malade se plaint d'une grande faiblesse ; en se levant pour aller à la garde-robe, elle est prise d'une syncope ; en la relevant, on ne trouve plus qu'un cadavre. Frictions aromatiques, insufflation d'air dans les poumons, tout est inutile.

Autopsie 36 heures après la mort.

Poumons sains, un peu d'engouement en arrière, effet purement cadavérique. Quelques adhérences fermes et d'ancienne date au sommet du poumon gauche, et quelques ecchymoses assez rares. Mucosités spumeuses dans les bronches.

La surface externe du péricarde paraît saine. On incise la membrane, il n'en sort pas de liquide. A sa surface interne, on remarque quatre ecchymoses de la largeur d'une pièce de un franc, offrant une coloration lié de vin et occupant l'épaisseur même de cette fibro-séreuse. La surface du cœur présente une large plaque laiteuse sur la face postérieure et des ecchymoses en divers points, les unes couleur lie de vin comme sur le péricarde, les autres d'une coloration bleuâtre. En incisant le cœur, on trouve un foyer dans l'épaisseur du ventricule gauche, avec des caillots assez fermes et d'un rouge noirâtre. Très peu de sang dans le ventricule droit et absence complète dans le ventricule gauche. Quelques petites plaques athéromateuses à l'origine de l'aorte et sur la valvule mitrale. Les parois du cœur sont très friables ; l'organe entier a subi la dégénérescence graisseuse et offre une coloration jaunâtre très pâle. Une des fortes colonnes charnues du ventricule gauche est rompue, coupée en deux, à l'union des deux tiers inférieurs avec le tiers supérieur. Les surfaces de section sont déchiquetées. La portion attenant à la base de la colonne est affaissée, tandis que celle à laquelle s'attachent les cordages est redressée et se trouve engagée entre les deux valves de la valvule mitrale, remontant assez haut. Après cette découverte, examinant minutieusement tout ce ventricule gauche, on trouva rompu un cordage tendineux d'un assez gros volume appartenant à une autre colonne charnue que celle dont il vient d'être question.

La présence des ecchymoses sur le cœur appelait l'examen des artères coronaires. On les incisa le plus loin possible et on trouva des caillots dans les petites branches et même dans celles d'un assez gros calibre; les troncs principaux étaient entièrement libres. Parmi les caillots, il y en avait de très fermes et d'une coloration grisâtre. On pourra, à l'aide de ces lésions, expliquer la mort. La syncope a été produite par une perturbation considérable au centre même de l'organe de la circulation. Au moment de la systole ventriculaire, le sang, comprimé de toutes parts dans le ventricule gauche, tend nécessairement à s'échapper par les deux orifices qui se présentent, l'orifice aortique et l'orifice auriculo-ventriculaire. La colonne charnue, qui était rompue, ne tendait plus les valves de la valvule mitrale, mais flottait libre dans le ventricule. Le sang, pressé contre les parois cardiaques et tendant à s'échapper par la contraction ventriculaire en systole, devait entraîner le sommet de la colonne à l'orifice auriculo-ventriculaire. Et ce bout de colonne rompue s'engageant dans cet orifice devait jouer le rôle d'obturateur, de bouchon à l'orifice mitral et empêcher le sang de l'oreillette de fluer dans le ventricule. Il y a donc eu soustraction brusque et complète du sang artériel dans tout le cercle de la grande circulation.

Ajoutez à cet effet purement mécanique la perturbation produite par le défaut de sang dans le système cérébro-spinal en entier et sur l'isthme de l'encéphale en particulier, et on pourra peut-être ainsi expliquer cette mort si soudaine, si brusque.

Maintenant, quelle est la cause qui a pu déterminer la rupture de la colonne charnue du ventricule gauche? Le cœur, avons-nous dit, était graisseux, friable, ainsi que les colonnes charnues; le doigt y pénétrait très facilement en déchirant le tissu de l'organe. D'un autre côté, l'artère coronaire présentait des embolies, des obstructions dans ses petites divisions. Il y a donc eu là, sans doute, infarctus, ramollissement, puis rupture de la colonne charnue sous l'influence de la pression sanguine, au moment de l'occlusion de l'orifice auriculo-ventriculaire.

DEUXIÈME PARTIE

DES RUPTURES DITES SPONTANÉES DU CŒUR

ÉTIOLOGIE. — Nous diviserons les causes des ruptures du cœur en : 1° prédisposantes ; 2° occasionnelles ; 3° organiques. Examinons donc la question sous chacun de ces points de vue.

1° *Causes prédisposantes. Age.* — Tous les auteurs sont d'accord sur la fréquence, et je dirai même sur la production presque exclusive des ruptures du cœur dans la vieillesse (1).

Elleaume (2), dans 48 cas, a noté que l'âge variait de 45 à 85 ans, et donne comme moyenne 65 ans ; disons, toutefois, qu'il cite un cas de rupture du ventricule gauche, à la suite d'abcès de ses parois, chez une femme de 22 ans ; ce fait est exceptionnel.

M. M. Raynaud (3) dit qu'elles sont fréquentes, surtout après 60 ans.

(1) Nous ne devons cependant pas oublier que M. le docteur R. Blache, dans son excellente thèse sur les *Maladies du cœur chez les enfants* (Paris, 1869), signale la possibilité des ruptures du cœur à cette époque de la vie. Il dit, à propos de la myocardite (page 183) : « La cyanose, les congestions viscérales peuvent amener la cachexie cardiaque, qui termine la maladie, ou bien la mort survient subitement par une rupture, etc... »

(2) *Essai sur les ruptures du cœur* (Elleaume); thèse de Paris 1857, n° 186.

(3) *Dictionnaire de médecine et de chirurgie.* Ruptures du cœur, par M. M. Raynaud, t. VIII, p. 542 et suivantes.

Dans les Observations que nous avons reproduites plus haut, nous voyons comme limite inférieure 46 ans et comme limite supérieure 89 ans, pour les cas de rupture complète, et nous avons, comme moyenne de 33 cas (nous omettons à dessein deux Observations sans indication d'âge, bien que les deux malades fussent des femmes *âgées*, mortes à la Salpétrière), 72 ans et quelques mois, notre moyenne est donc notablement plus élevée que celle d'Elleaume.

Entrons un peu plus dans le détail : nous n'avons qu'une Observation à 46 ans, deux entre 50 et 60 ans, cinq de 60 à 70 ans, tandis que les Observations entre 70 et 80 ans montent à dix-neuf, et que nous en trouvons encore six de 80 à 89 ans.

Chez l'homme, la moyenne de l'âge a été de près de 74 ans, et chez la femme, d'un peu plus de 71.

Nous sommes donc en droit de dire que c'est surtout à partir de 70 ans que la rupture du cœur est à redouter chez le vieillard.

Si nous étudions maintenant, au point de vue de l'âge, les exemples de ruptures incomplètes, partielles ou de lésions ayant pu amener prochainement des ruptures, dans le cas où le malade eût survécu, et ces exemples sont au nombre de cinq dans notre travail (Obs. 33, 34, 35, 36, 40), nous trouvons que l'âge varie de 32 à 74 ans, avec 60 ans comme moyenne ; et si nous faisons alors la moyenne générale des 38 Observations reproduites plus haut, nous obtenons 66 ans et une fraction, chiffre qui se rapproche de celui indiqué par Elleaume, quoique toujours un peu plus élevé.

Il suffit, du reste, de jeter un coup d'œil sur le tableau suivant, pour se rendre compte de ce que nous venons de dire :

RUPTURES COMPLÈTES

Hommes.	Femmes.	
63 ans.	F. âgée	Salpétrière.
46 —	F. âgée	
62 —	86 ans.	
74 —	75 —	
75 —	78 —	
84 —	71 —	
76 —	71 —	
79 —	73 —	
79 —	71 —	
70 —	78 —	
81 —	58 —	
89 —	67 —	
78 —	73 —	
77 —	76 —	
	72 —	
	71 —	
14 cas.	83 —	
Moyenne de l'âge	60 —	
73 ans, 7.	82 —	
	60 —	
	52 —	

21 cas.
Moyenne de l'âge
71 ans, 4.

Moyenne de l'âge
pour les deux sexes : 72 ans, 5.

RUPTURES INCOMPLÈTES

partielles ou lésions devant amener
prochainement la rupture.

Hommes.	Femmes.
73 ans.	74 ans.
	50 —
1 cas.	32 —
	70 —

4 cas.

Moyenne de l'âge
60 ans.

MOYENNE GÉNÉRALE DE L'AGE : 66 ANS, 2.

Sexe. — Dans notre statistique, nous trouvons :

RUPTURES COMPLÈTES

Hommes.	Femmes.
14 cas.	21 cas.

RUPTURES INCOMPLÈTES

partielles ou lésions devant amener
prochainement la rupture.

Hommes.	Femmes.
1 cas.	4 cas.

Hommes, 15 cas
Femmes, 25 cas
TOTAL, 40 cas.

La supériorité du chiffre des femmes est notable et, sur ce point, nous nous trouvons en désaccord avec les auteurs précédemment cités; en effet, Elleaume (1), sur 61 cas, note 37 hommes et 24 femmes, et M. Raynaud (2), sans indiquer de chiffres, dit que l'on observe un peu plus fréquemment les ruptures du cœur chez l'homme que chez la femme.

Nous ne nous occuperons pas de l'influence prédisposante des saisons, du tempérament, de la constitution; quant à celle de l'hérédité, elle rentre trop directement dans l'influence des maladies antérieures ou des diathèses pour que nous la traitions à part.

Un certain nombre d'affections générales ou locales prédisposent aux ruptures du cœur. Il en est ainsi de toutes celles qui, primitivement ou secondairement, portent leur action sur cet organe ou sur ses vaisseaux nourriciers : rhumatisme dans ses diverses manifestations, goutte, dont l'action sur le cœur n'est plus contestée, syphilis (3).

Parmi les intoxications, devons-nous accuser celles par le plomb, le phosphore, l'arsenic et le mercure? Nous n'en avons aucune preuve bien nette. Pour l'alcoolisme, le fait n'est pas douteux; dans nos Observations, trois fois il se trouve mentionné dans les antécédents du malade (Obs. 22, 24, 27).

Parlerons-nous de l'abus du tabac? Nous serions porté à dire non, vu la plus grande fréquence des ruptures chez la femme; mais, toutefois, nous sommes

(1) Loc. cit.

(2) Loc. cit.

(3) Dans le remarquable ouvrage de M. Lancereaux, nous n'avons pas trouvé de cas de rupture du cœur sous l'influence de la syphilis, mais il contient quelques Observations de myocardite syphilitique.

obligé d'admettre l'influence du tabac sur le cœur, et nous laissons à ce sujet un point d'interrogation.

Les affections du cœur prédisposent certainement à sa rupture. M. Raynaud l'affirme. Cela nous semble aussi évident ; car, dans la pathologie du cœur, les altérations s'enchaînent, pour ainsi dire, les unes aux autres, et telle lésion, qui ne portait primitivement que sur ses enveloppes, retentit bientôt sur le myocarde ; de même, l'on ne peut nier l'influence des altérations des orifices sur la nutrition de cet organe ; nous devons noter aussi les affections des gros vaisseaux (aorte et artère pulmonaire).

Il est certain, aujourd'hui, que les maladies des voies respiratoires, si fréquentes d'ailleurs chez les vieillards, retentissent sur le cœur, troublent sa nutrition et peuvent, par là, prédisposer à sa rupture.

Devons-nous noter certaines cachexies, dont l'influence secondaire sur le cœur pourrait être placée dans ce cadre ; par exemple, les cachexies paludéenne, cancéreuse, etc. ? Ici encore, nous sommes dans le doute, les Observations étant muettes à cet égard (1).

Dans un certain nombre de nos observations (Neuf Obs., 4, 5, 7, 13, 17, 25, 28, 33, 38), il est spécialement dit que le malade était très gras ; nous devons donc considérer un embonpoint exagéré comme une cause prédisposante (2) ; dans ces cas, en effet, il y a surcharge graisseuse du cœur, surcharge dont l'influence sur la circulation propre du cœur n'est pas nettement déterminée,

---

(1) *Des atrophies musculaires.* Thèse présentée au concours pour l'agrégation, 1869, par M. Auguste Ollivier, page 85 : « Dans toutes les cachexies, on peut rencontrer l'atrophie du cœur. »

(2) Trois fois, il est vrai, la maigreur du sujet a été notée (Obs. 18, 24, 30).

mais qui coïncide habituellement avec la dégénérescence graisseuse du myocarde (1).

Pour nous résumer, nous dirons donc que nous admettons comme causes prédisposantes toutes celles qui agissent sur le cœur, primitivement ou secondairement, en diminuant, d'une façon quelconque, la résistance de ses parois.

2° *Causes occasionnelles.* — Nous devons reconnaître qu'il est parfois impossible d'admettre l'influence d'une cause occasionnelle, de quelque nature qu'elle soit, et notre opinion est appuyée ici sur celle de M. Raynaud (2), qui dit — que souvent le malade n'a fait aucun effort, est couché et même endormi.

Nous avons noté, dans nos Observations, l'absence de cause occasionnelle dans un certain nombre de cas. Vingt fois, en effet (Obs. 2, 3, 4, 7, 8, 13, 15, 20, 21, 22, 23, 24, 26, 28, 29, 31, 32, 33, 37, 39), la mort a eu lieu sans que l'on ait pu la rattacher à une cause plausible ; dans quelques cas, il est vrai, le sujet toussait, mais depuis longtemps ; dans d'autres, il avait eu antérieurement des vomissement ou pris un vomitif, mais sans que l'on puisse manifestement attribuer la mort aux efforts faits dans ces diverses circonstances. Un certain nombre de fois, la mort a été subite, le sujet étant au lit ou dans un fauteuil, ou même pendant son sommeil. Dans les cas où l'on peut constater l'action d'une cause occasionnelle, c'est presque toujours un effort plus ou moins brusque.

La toux, les cris, les efforts de vomissement, l'action de se baisser pour ramasser un objet à terre, les efforts

(1) Loc. cit. (Auguste Ollivier), page 87 : « La dégénérescence graisseuse du cœur peut se produire, en dehors de toute maladie, chez les individus qui deviennent obèses. »

(2) Lot. cit.

de défécation (Georges II, roi d'Angleterre), une attaque
d'épilepsie, le coït, sont des causes indiquées par Elleaume
et M. Raynaud. Un autre ordre de causes, indiqué aussi
par ces auteurs et agissant également sur la circulation
et la pression intravasculaire, se rencontre également
dans les accès de colère, les émotions vives (Philippe V,
roi d'Espagne), les bains froids.

Dans onze de nos Observations, il nous a été donné de
remonter à une cause occasionnelle dont l'action pût
être incriminée (Obs. 1, 5, 6, 9, 10, 12, 17, 18, 25, 27, 30);
deux fois le malade venait de monter ou de descendre
un escalier; dans trois cas, c'est après des efforts de
défécation que la rupture s'est produite; quatre fois,
c'est à la suite d'efforts pour descendre du lit ou pour y
remonter; mais, dans un cas, il y avait eu, quelques heures
avant, de vives contrariétés, et dans l'autre le malade
était sujet aux accès d'asthme; une autre fois, c'est à la
suite d'accès de colère répétés, auxquels, du reste, la
malade était sujette et, dans une dernière Observation,
il est dit que le malade avait pris, contre son habitude,
dans la soirée, une tasse de café et du cognac.

En définitive, nous dirons que, chaque fois que l'on a
pu noter l'influence d'une cause occasionnelle, on s'est
trouvé en présence d'une cause agissant plus ou moins
directement sur la circulation et amenant toujours un
excès momentané de pression intracardiaque.

3° *Causes organiques.* — Notre intention n'est pas de
traiter ici la question de l'anatomie pathologique des
ruptures dites spontanées du cœur, mais nous voulons
indiquer sommairement les états du cœur dans lesquels
cet accident se produit.

Elleaume (1), sur 47 Observations, a noté : 12 fois l'apoplexie du cœur, 10 fois la dégénérescence graisseuse, 10 fois l'anévrisme vrai du cœur, 8 fois son ramollissement sénile, 3 fois la cardite, 2 fois les abcès du cœur, 1 fois l'anévrisme de l'artère coronaire, et 1 fois la rupture du cœur causée par une tumeur stéatomateuse comprimant les nerfs vagues, et il conclut qu'il y a quatre états principaux occasionnant la rupture : l'apoplexie cardiaque, la dégénérescence graisseuse, l'anévrisme vrai du cœur, et son ramollissement sénile.

M. Raynaud (2) indique toutes les modifications capables d'affaiblir la résistance des parois : myocardite, transformation fibreuse des fibres musculaires, dégénérescence graisseuse et causes accidentelles, telles que : apoplexie, kystes, abcès, anévrismes, mais dégénérescence graisseuse surtout succédant à l'altération des artères coronaires.

Pour Niemeyer (3), la cause ordinaire est la dégénérescence graisseuse, et, plus rarement, la myocardite, les abcès du cœur, son anévrisme aigu ou chronique.

Nous allons indiquer, sans entrer pour le moment dans plus de détails, ce que les Observations précédemment citées nous ont fourni sous ce rapport. Voici, dans l'ordre de leur fréquence, les altérations constatées à l'autopsie :

Apoplexie cardiaque (coïncidant habituellement avec la dégénérescence graisseuse), 30 Observations (4).

Dégénérescence graisseuse du cœur, 7 Observations (5).

(1) Loc. cit.
(2) Loc. cit.
(3) Niemeyer. — *Eléments de pathologie interne*, t. I, p. 390.
(4) Obs. 5, 6, 7, 8, 9, 10, 11, 12, 13, 14, 15, 16, 17, 18, 19, 20, 21, 22, 23, 26, 27, 28, 29, 30, 31, 32, 33, 34, 35, 40.
(5) Obs. 1, 2, 3, 4, 24, 25, 38.

Gangrène du cœur, 3 Observations (1).

Suivant nous, la dégénérescence graisseuse avec apoplexie cardiaque serait donc la cause, de beaucoup la plus fréquente, des ruptures du cœur ; puis on rencontrerait ensuite, mais beaucoup plus rarement, la dégénérescence graisseuse, la myocardite, la dégénérescence fibreuse, l'anévrisme du cœur (2), enfin, les kystes, les anévrismes des artères coronaires (3), et peut-être quelques autres lésions que leur rareté nous permet de passer sous silence.

ANATOMIE PATHOLOGIQUE ET MÉCANISME DE LA RUPTURE. — Dans ce chapitre, le plus important assurément, et pour lequel nous craignons d'être au-dessous de la tâche que nous avons entreprise, nous nous proposons d'examiner successivement : l'état du péricarde et de l'épanchement qu'il contient dans le cas de rupture externe du cœur, là où les ruptures, au point de vue de leur siége, de leur étendue, de leurs orifices, de leur direction, de leur trajet, les altérations concomittantes du cœur et des artères coronaires. Puis, nous nous efforcerons de faire voir le mécanisme à l'aide duquel la rupture se produit. Nous avons annexé, dans le courant du chapitre, un tableau relevé sur nos précédentes Observations, indiquant la fréquence relative des ruptures du cœur, eu égard à leur siége.

A l'ouverture du cadavre d'un sujet mort de rupture complète externe du cœur (4), ce qui frappe tout d'abord

(1) Obs. 36, 37, 39. (Ces Observations nous semblent devoir être rapprochées des cas d'apoplexie cardiaque.)

(2) Pelvet. — Thèse de Paris, 1867.

(3) Peste. — *Arch. gén. de méd.*, 4ᵉ série, 1842, t. II, p. 472.

(4) Nous entendons par rupture complète externe, celle dont l'un des orifices s'ouvre dans la cavité péricardique ; par complète interne,

les regards, lorsque la paroi thoracique antérieure est enlevée, c'est l'aspect du péricarde ; il se présente comme un sac bleuâtre, noirâtre ou violacé, plus ou moins distendu, ayant la forme d'une poire à sommet supérieur et refoulant à droite et à gauche les poumons, dans le cas de distension excessive, de telle sorte qu'à l'ouverture du thorax on n'aperçoive, pour ainsi dire, que lui ; sous les doigts qui la cherchent, on trouve une fluctuation habituellement très nette, une sensation de flot.

La mensuration du péricarde a donné, dans les deux seules de nos Observations où elle a été recherchée, les dimensions suivantes : Obs. 10 : depuis la naissance de l'aorte jusqu'à la partie inférieure gauche de la tumeur, 16 centimètres ; du même point jusqu'à sa base par une verticale, 12 centimètres ; largeur de la tumeur à sa base, 13 centimètres environ.

Obs. 37 : le péricarde mesure dans sa plus grande circonférence, 45 centimètres ; de la base à la pointe, 26 centimètres.

Il est regrettable que cette recherche n'ait pas été faite plus souvent ; nous dirons toutefois que ces dimensions ne doivent pas être toujours aussi élevées, car, dans les cas précédents, le poids de l'épanchement péricardique s'élevait à 430 grammes (Obs. 10) et 370 grammes au moins (Obs. 37), chiffre qu'il n'atteint pas toujours, comme nous l'allons voir.

A l'incision du péricarde, il s'écoule de la sérosité sanguinolente, du sang liquide, ou bien on rencontre des caillots ayant la forme du sac péricardique et se moulant

celle qui, comme les ruptures de la cloison, ne communique pas avec le péricarde ; par incomplète interne ou externe, celle qui s'ouvre dans une des cavités du cœur ou dans le péricarde, mais sans communication de ces cavités entre elles ; par partielle, celle d'une ou de plusieurs des colonnes charnues et de leurs tendons valvulaires.

sur la surface du cœur, qu'ils enveloppent plus ou moins complétement. Le poids de ce liquide et de ces caillots est très variable; dans nos Observations, il a été d'un verre, soit environ 125 grammes, au minimum (Obs. 4), et a atteint, comme limite supérieure, deux litres et plus (Obs. 12). Nous devons dire que ce dernier chiffre nous paraît très exagéré, car nous n'admettons pas que le péricarde puisse se laisser assez distendre pour contenir dans sa cavité une semblable quantité de sang liquide ou en caillots. M. Cruveilhier dit, en effet (1) : « Les anciens anatomistes, Sénac entre autres, ont cherché à déterminer d'une manière rigoureuse l'excédant de capacité du péricarde sur le volume du cœur.

« De l'eau ayant été injectée dans le péricarde, chez différents sujets, cet observateur trouva que la quantité de liquide contenue entre le cœur et son enveloppe variait de 192 à 768 grammes. »

Nous sommes loin de là à deux litres de liquide.

D'un autre côté, nous trouvons dans Valleix, chapitre hydropéricarde (2) : « La quantité du liquide épanché est moindre qu'on ne pourrait croire. Dans les cas où la ponction a été faite, on n'a pas extrait plus de 400 ou 500 grammes. » Or, dans ces cas, l'épanchement ne s'était pas fait d'une manière brusque, il avait donné au péricarde le temps de se distendre, et, d'un autre côté, nous devons bien admettre que les cas dans lesquels la ponction a été pratiquée, doivent être ceux dans lesquels l'épanchement était considéré comme excessif.

Nous rejetons donc le chiffre de deux litres comme exagéré. Dans la plupart des autres Observations, le

____

(1) *Traité d'atanomie descriptive*, par J. Cruveilhier, année 1867, t. III, 1ʳᵉ partie, p. 35.

(2) *Guide du médecin praticien*, par J. Valleix, an. 1866, t. III, p. 159.

poids du sang a été de 300 à 400 grammes (de 300 à 400 grammes dix fois (1); de 200 à 300 grammes sept fois (2); de 400 à 540 grammes quatre fois (3).

Existe-t-il une relation quelconque entre la quantité de l'épanchement et l'étendue de la rupture?

Elleaume (4) dit qu'il ne varie pas en raison de l'étendue de la rupture.

Etudions nos Observations à ce point de vue :

Dans l'Obs. 4, qui nous est personnelle, le poids du sang épanché n'est que de 125 grammes environ, la rupture offrant un orifice externe de 2 centimètres de long; mais il faut remarquer que l'orifice interne était disposé de telle sorte, que l'écoulement dans le péricarde était rendu fort difficile.

Dans six des Observations où l'épanchement était de 200 à 300 gr., l'orifice externe avait de quelques millimètres à 1 centim. Une seule fois (Obs. 9), il y avait trois perforations, dont la plus grande offrait une étendue interne de 3 centimètres.

Dans huit cas d'épanchement, variant de 300 à 400 grammes, l'orifice externe de la rupture avait une fois un demi-centimètre, les autres fois, il variait de 1 à 3 centimêtres.

Les trois Observations avec épanchement de 400 à 540 grammes nous montrent deux ruptures, petites il est vrai, dans un cas (Obs. 20), mais accompagnées d'une rupture incomplète, et dans les deux autres cas, l'étendue de l'orifice externe a été de 2 centimètres.

Enfin l'Obs. 12, où l'épanchement était considérable, offre un cas de délabrement très étendū du cœur : l'ori-

(1) Obs. 2, 3, 5, 17, 19, 21, 23, 24, 25, 37.
(2) Obs. 1, 9, 11, 14, 16, 18, 38.
(3) Obs. 10, 20, 28, 30.
(4) Loc. cit.

fice externe mesurait 1 centim. 1/2, mais la face interne du ventricule présentait une déchirure longue de 5 centimètres.

De l'examen de ces faits, nous nous croyons en droit de conclure que, contrairement à l'opinion d'Elleaume, la quantité de l'épanchement varie en raison directe de l'étendue de la rupture, au moins dans la majeure partie des cas.

Examinons maintenant la rupture en elle-même, et, pour procéder avec ordre, voyons d'abord quels sont les points où on peut la rencontrer et dans quel ordre de fréquence les différentes parties du cœur ont présenté cette lésion.

Elleaume (1) indique les résultats suivants : sur 55 Observations de rupture spontanée du cœur, la lésion a siégé : sur le ventricule gauche, 43 fois ; sur l'oreillette droite, 3 fois; sur le ventricule droit, 2 fois; enfin, sur l'oreillette gauche, 2 fois, et, de plus, dans les cas de rupture du ventricule gauche, les trois quarts ont eu lieu à sa face antérieure.

Ollivier (2) dit que l'on rencontre la rupture sur le ventricule gauche, puis sur le droit : sur 49 cas, elle a eu lieu 34 fois sur le ventricule gauche, 8 fois sur le droit, 2 fois sur l'oreillette gauche, 3 fois sur la droite, enfin, 2 fois sur le ventricule gauche et le droit en même temps.

M. Raynaud (3) a noté le siége de la rupture dans l'ordre suivant : 1° Parois ventriculaires et auriculaires ; 2° cloison interauriculaire ou interventriculaire;

(1) Loc. cit.

(2) *Ruptures du cœur*, par le docteur Ollivier; in *Dictionnaire* en 30 t. VIII, p. 343.

(3) Loc. cit.

3° muscles papillaires et tendons des valvules; 4° vaisseaux coronaires.

Nous devons dire aussi que M. Pelvet (1) cite 17 cas d'anévrismes de la cloison interventriculaire terminés par rupture et communication des deux ventricules.

Voici ce que l'examen de nos Observations nous apprend à cet égard :

31 fois la rupture a siégé sur le ventricule gauche et une fois (Obs. 35) c'est sur ce même ventricule exclusivement que l'on rencontre les altérations qui auraient pu amener la rupture;

2 fois la rupture a eu lieu sur le ventricule droit et une autre fois (Obs. 36), nous trouvons sur ce ventricule une plaque de gangrène;

Nous voyons, de plus, un cas de rupture de la cloison interventriculaire (Obs. 39); un de rupture des colonnes charnues du ventricule gauche (Obs. 40), et un dans lequel une rupture incomplète interne avait son siége sur les deux ventricules (Obs. 34).

Dans un autre fait (Obs. 3), il est dit que la rupture avait eu lieu à la pointe du cœur; elle communiquait alors probablement avec le ventricule gauche et, dans une dernière Observation, on n'indique pas le siége de la lésion (Obs. 16).

Nous sommes donc de l'avis des auteurs précédemment cités et nous dirons, avec M. Raynaud (2), que le siége le plus fréquent des ruptures spontanées est le ventricule gauche, mais que l'on peut les rencontrer sur les différents points du cœur, bien que plus rarement. Il existe, en effet, dans la science un certain nombre d'Observations de ruptures des oreillettes, mais

(1) Pelvet. Thèse de doctorat. Paris, 1867.
(2) Loc. cit.

nous n'en avons pas rencontré dans les recueils où nos recherches ont été faites.

Sur quelle face du ventricule gauche, et vers quelle partie de cette face siége de préférence la rupture?

Elleaume et M. Raynaud indiquent la face antérieure, aussi souvent la base que la pointe ou la partie moyenne, mais surtout le voisinage de la cloison. Nous partageons, à peu de chose près, cette opinion. En effet, nous avons trouvé 21 ruptures de la face antérieure du ventricule gauche (1) et 10 seulement de sa face postérieure (2).

Dans celles de la face antérieure, où nous avons pu faire ces recherches, nous voyons : 2 cas de rupture à la base, 10 à la partie moyenne et 4 vers la pointe ; 13 fois il est dit que la rupture avait lieu près de la cloison.

Dans les ruptures de la face postérieure, nous trouvons une fois la base, 7 fois la partie moyenne et 3 fois le voisinage de la cloison.

Nous sommes donc porté à admettre comme siége de prédilection : la face antérieure du ventricule gauche à sa partie moyenne et dans le voisinage de la cloison interventriculaire.

----

(1) Obs. 1, 2, 4, 5. 6, 7, 8, 9, 10, 11, 12, 13. 14, 15, 17, 18, 19, 20, 21, 22. 23
(2) Obs. 24, 25, 26, 27, 28, 29, 30, 31, 32, 33.

TABLEAU INDIQUANT LE SIÉGE DE LA RUPTURE

DANS LES 40 OBSERVATIONS CI-INCLUSES

Ventricule gauche........	31 cas.	face antér. 21 cas.	Partie moyenne, 10 fois. — Voisinage de cloison, 13 fois.
	1 cas d'ecchymoses du v. g. sans rupture.	face post. 10 cas.	Partie moyenne, 7 fois. — Voisinage de cloison, 3 fois.
Ventricule droit..........	2 cas. 1 cas de gangrène sans rupture.		
Cloison interventriculaire..	1 cas.		
Colonnes charnues du v. g.	1 cas.		
Les 2 vent. simultanément.	1 cas de rupture incomplète interne.		
Pointe du cœur............	1 cas.		
Sans indication de siége...	1 cas.		
	40 cas.		

Les cas de ruptures multiples sont-ils fréquents ?

Nous pensons qu'ils ne sont pas très rares, à la condition de compter dans ce nombre les faits dans lesquels, à côté d'une rupture complète, on voyait une rupture incomplète ; nous avons rencontré sept exemples de ce genre (Obs. 6, 9, 13, 20, 22, 34, 39), et, dans l'un, il y avait trois ruptures complètes et deux incomplètes sur le même ventricule.

La rupture nous présente à examiner deux orifices et un trajet intermédiaire.

Les deux orifices ont une forme et une étendue variables. L'étendue varie de quelques millimètres à plusieurs centimètres ; on a cité un cas de rupture du ventricule de sa base à sa pointe (1) ; ordinairement les orifices ont 1 centimètre ou 1 centimètre 1/2.

L'orifice externe est-il plus grand que l'interne ou bien est-ce le contraire qui a lieu ?

La première opinion est soutenue par MM. Elleaume, Blaud (de Beaucaire) (2), et Raynaud.

Nous admettons, quant à nous, que ni l'une ni l'autre de ces deux opinions n'est absolument exacte, et nous croyons que la différence d'étendue des deux orifices tient au mécanisme différent de la rupture, suivant les cas. Nous y reviendrons tout à l'heure.

La forme des deux orifices varie également, tantôt ils sont à peu près arrondis, d'autres fois plus ou moins rectilignes, semblables à une fente, quelquefois sinueux ou paraissant n'être formés que par un simple écartement des fibres du myocarde ; leurs bords sont souvent irréguliers, déchiquetés, frangés, offrant sous un filet d'eau comme un fin chevelu et présentant, dans la plupart des cas, une coloration rouge, d'intensité variable, due à la pénétration du sang dans leur épaisseur.

L'orifice extérieur a, le plus souvent, une direction parallèle aux fibres musculaires unitives correspondantes du ventricule, mais quelquefois aussi cette direction leur est perpendiculaire ou oblique par rapport à elles.

L'orifice interne est parfois difficile à découvrir, caché qu'il est dans les anfractuosités du ventricule ; souvent il est masqué par une des principales colonnes charnues,

(1) Hufeland, cité par M. Raynaud, loc. cit.

(2) Blaud (de Beaucaire), *Mémoire sur le déchirement sénile du cœur*, in *Bibliothèque médicale*, t. LXVIII, p. 364 et suiv.

que l'on est obligé de couper pour le voir. Quelquefois, deux ou plusieurs orifices externes correspondent à un orifice interne ou *vice versa ;* ou bien l'orifice externe est, pour ainsi dire, partagé en deux par quelques fibres du myocarde non rupturées (Obs. 20, 21). Le trajet intermédiaire aux deux orifices varie à l'infini, comme direction, longueur et largeur.

Tantôt, en effet, les deux orifices étant au même niveau, le trajet est rectiligne ; d'autres fois, il est plus ou moins oblique ou sinueux. Quelquefois étroit, au point d'admettre à peine un stylet fin ; d'autres fois, au contraire, il s'élargit brusquement, et l'on rencontre dans l'épaisseur du myocarde un foyer anfractueux d'étendue variable. Nous avons vu une fois (Obs. 27), le trajet qui partait de la paroi interne du ventricule gauche cheminer dans l'épaisseur de la cloison pour venir s'ouvrir à la face postérieure du ventricule droit. Dans d'autres faits (Obs. 38), les parois du cœur sont tellement amincies, qu'il n'y a, à proprement parler, pas de trajet intermédiaire aux deux orifices.

Comme ces derniers, le trajet est ordinairement de couleur rougeâtre ; notons aussi leur mollesse, leur friabilité habituelles, qui leur donne une consistance bien moindre que celle du myocarde sain.

La plupart du temps, on voit sortir par l'orifice externe un caillot noirâtre, se continuant avec ceux qui sont contenus dans le péricarde, occupant tout le trajet et relié à ceux du ventricule, quand ce dernier n'est pas complétement exsangue.

Outre l'Observation (Obs. 40) dans laquelle il n'y avait que rupture d'une colonne charnue, nous avons rencontré un certain nombre de cas dans lesquels, avec une rupture du ventricule existait également la rupture d'une ou de plusieurs colonnes charnues. Dans les faits de ce genre, la colonne charnue est rompue à une hauteur variable, plus ou moins libre dans la cavité ventriculaire, redressée et engagée entre les deux valves de la valvule mitrale (Obs. 40), ou bien elle fait saillie par l'orifice externe (Obs. 5).

Les deux bouts de la colonne charnue offrent le même aspect, la même coloration et la même consistance que les orifices et le trajet dans les ruptures du ventricule. Dans les ruptures incomplètes internes ou externes, on trouve une simple éraillure, une fente ou un orifice, se terminant par un cul-de-sac de même dimension ou plus large et anfractueux, ayant la couleur et la consistance précédemment citées (Obs. 33 et 34).

Le plus souvent, autour des orifices et du trajet, dans une étendue et une profondeur variables, on trouve le myocarde ecchymosé, infiltré de sang. On rencontre aussi, assez fréquemment, des ecchymoses semblables, parsemées sur différentes parties du cœur et aux environs de la rupture.

Voyons maintenant quelles sont les altérations concomittantes du cœur qui ont engendré la rupture. Notre but n'est pas de faire ici l'anatomie pathologique des différents états dans lesquels on rencontre la rupture : cela reviendrait à décrire la majeure partie des maladies du cœur, depuis la myocardite aiguë jusqu'aux dégénérescences du myocarde (nous avons, d'ailleurs, dit un mot sur ce sujet au chapitre précédent), mais de montrer qu'il y a un point qui domine toute l'histoire des ruptures dites spontanées du cœur, et, ce point capital, c'est l'altération des artères coronaires. Que cet état des artères coronaires soit cause ou effet de quelques-unes des altérations concomitantes du myocarde, nous ne croyons pas avoir à discuter ici cette question. Nous devons dire cependant que l'altération des artères coronaires a toujours coïncidé avec un état maladif du myocarde, dans les Observations que nous avons relevées (1) et que nous admettons qu'elle précède et même qu'elle est cause de certaines dégénérescences.

Nous insistons tout particulièrement sur cette question : c'est que, chaque fois que, dans un cas de rupture du cœur, on a songé à examiner les artères coronaires, et ceci aussi bien dans les cas de rupture complète que dans ceux de rupture incomplète ou partielle, on les a toujours trouvées altérées.

Nos Observations nous fournissent encore d'utiles enseignements à cet égard. En effet, dans une seule dentre elles (Obs. 6), l'aorte et les artères coronaires (2) ont été trouvées saines; mais il faut dire que le fait remonte à 1839 et que le malade avait soixante-treize ans, âge auquel la dégénérescence athéromateuse est si fréquente (3).

Dans 15 Observations, il n'y a aucune mention à ce sujet.

Enfin, dans les 24 autres (4), nous avons remarqué dix-sept fois des altérations bien manifestes des artères coronaires (endartérite, dégénérescence scléro-athéromateuse à ses diverses périodes, thromboses), et quel-

---

(1) L'Obs. 24 fait exception, mais il faut dire que l'examen micrographique n'a pas été pratiqué.

(2) Obs. 6 : « Les orifices et les parois des vaisseaux du cœur étaient tout à fait sains. » Peut-être même les artères coronaires n'ont-elles pas été examinées.

(3) *Des altérations athéromateuses des artères.* Thèse d'agrégation, par le docteur Lécorché. Paris, 1869. p, 40 : « L'endartérite déformante se montre surtout dans l'âge avancé, et atteint sa fréquence la plus grande dans la vieillesse. »

(4) Obs. 4, 5, 9, 10, 12, 13, 14, 18, 19, 20, 21, 22, 23, 24, 25, 27, 30, 31, 33, 35, 36, 37, 39, 40.

quefois même localisées spécialement sur l'artère coronaire destinée à la face du ventricule où la rupture avait eu lieu; ce dernier fait est des plus évidents dans quelques-unes de nos Observations. Puis, sept fois l'état des artères coronaires n'étant pas directement mentionné, la dégénérescence athéromateuse siégeait, soit sur l'aorte dans une étendue plus ou moins considérable, soit, et quelquefois en même temps, sur les valvules aortiques; or, nous sommes porté à croire que, dans ces cas, les artères coronaires étaient également atteintes (1).

Voyons donc maintenant comment la rupture se produit ordinairement.

Dans quelques-unes de nos Observations (Obs. 1, 2, 3, 4, 24, 25), il y avait simple dégénérescence graisseuse du cœur. On conçoit que, dans des cas semblables, pour peu que le myocarde soit profondément altéré, sa résistance doive être notablement diminuée; il suffira donc d'une augmentation passagère de la pression intracardiaque pour déterminer la rupture, et l'on comprend même qu'elle puisse se produire sans cette dernière condition. Notons, et cela est important, que, dans ces six Observations, la rupture s'est effectuée sur le ventricule gauche; c'est; en effet, ce ventricule qui est le plus souvent et le plus profondément atteint d'ordinaire par la dégénérescence graisseuse.

(1) Lécorché, loc. cit., p. 27 : « M. Peter croit que c'est à la flexuosité que présentent certains vaisseaux, qu'il faut attribuer la fréquence de l'endartérite dont ils sont souvent le siége. »

D'autre part, nous voyons (Cruveilhier, *Traité d'anatomie descriptive*, 1867, t. III, p. 42) : « On rencontre des artères très flexueuses dans les parties qui sont soumises à des alternatives de dilatation et de resserrement considérable : telles sont les flexuosités des artères coronaires du cœur. »

Sommes-nous ensuite bien certain qu'il n'y a pas eu dans ces c as embolie d'une des artères coronaires? Nous avons précisément les conditions voulues pour cela.

Nous disons donc que, dans ces conditions, il suffira d'une augmentation de pression intracardiaque pour amener une rupture; or, cette augmentation de pression, nous la trouvons produite dans les Observations précédentes : par des efforts de défécation, un rhume intense, des contrariétés vives, un catarrhe habituel, de fréquents étouffements, toutes causes qui peuvent agir dans ce sens.

Marey dit (1) : « 1° L'arrêt de la respiration amène un ralentissement des battements du cœur et une diminution de leur intensité. Ces modifications s'expliquent par la dificulté plus grande du passage du sang au travers du poumon, quand celui-ci ne respire pas. En même temps, on remarque une amplitude moindre des pulsations et une élévation constante du tracé, c'est-à-dire, *une tension intracardiaque plus forte ;* 2° Sous l'inflence d'un effort énergique et d'une occlusion assez prolongée de la glotte, les battements du cœur sont notablement troublés, le ventricule gauche développe une action très accusée, surtout vers la fin de la période systolique. »

D'autre part, il est démontré (2) que la pression à laquelle le sang est soumis dans les cavités cardiaques, au moment des diverses systoles, est beaucoup plus élevée dans le ventricule gauche que dans le droit (ventricule droit, 25 millim. ; ventricule gauche, 128 millim. chez le cheval, avec le manomètre à mercure).

De là, nous nous croyons en droit de conclure que si, d'une part, la pression intraventriculaire gauche est plus élevée normalement que la droite, si nous y ajou-

---

(1) *Dictionnaire de médecine et de chirurgie*, t. VIII, p. 299.

(2) Chauveau et Marey, cités par Luton, *in Dictionnaire de médecine et chirurgie*, t. VIII, p. 286.

tons encore une augmentation de tension par suite d'une des causes précédemment énumérées, et si, d'autre part, le ventricule gauche, dont les parois offrent une faible résistance, développe un surcroît d'action pendant la systole, il se produira sur ce même ventricule, et pendant la systole, une rupture qui, si elle n'est pas complète d'emblée, ne tardera pas à le devenir.

L'Observation si intéressante à différents égards (Obs. 38), que M. J. Besnier a bien voulu nous communiquer, confirme encore pour nous cette manière de voir.

Dans ce cas, il s'agit d'une rupture du ventricule droit, depuis longtemps atteint de dégénérescence graisseuse et d'amincissement considérable de ses parois. Eh bien! dans ce fait, où la marche des accidents est très clairement expliquée par M. Besnier, nous voyons que la gêne circulatoire a surtout porté sur le cœur droit, et c'est sur le ventricule droit, en effet, que la rupture a eu lieu. Il faut noter que celui-ci était notablement plus aminci que le ventricule gauche.

L'examen des autres Observations nous porte à admettre que les accidents se sont enchaînés dans l'ordre suivant (1) : dégénérescence (probable dans certains cas, positive dans d'autres) d'une ou des deux artères coronaires, oblitération (par thrombose surtout ou par embolie) d'un ou de plusieurs rameaux d'importance variable, infarctus siégeant par suite sur un ou plusieurs points du cœur, sur sa face externe ou interne, sur la cloison ou les colonnes charnues, par suite ramollissement puis rupture partielle (ou quelquefois complète d'emblée) à ce niveau, pouvant être occasionnée par la

(1) Les altérations nous ayant semblé être de même nature dans ces différentes Observations, bien qu'elles ne soient pas décrites sous le même titre et que les recherches laissent à désirer pour un certain nombre d'entre elles, nous les confondons ensemble dans cet examen.

simple contraction musculaire, rupture qui se complètera ultérieurement sous l'effet de la plus légère augmentation de pression intracardiaque ou même sans cela.

Nous pouvons suivre, en quelque sorte, pas à pas la marche de ces altérations, grâce à l'examen de quelques-unes de nos Observations.

Dans un cas (Obs. 35), nous assistons au premier degré et pour ainsi dire aux préparatifs de la rupture : « Le tissu du ventricule gauche est ecchymosé, le droit est sain. Les artères cardiaques sont ossifiées. »

Nous trouvons le second degré, c'est-à-dire la rupture incomplète, dans l'Observation de notre collègue Dansart (Obs. 33) : « L'attention fut immédiatement attirée par l'existence d'une ecchymose siégeant sur la paroi postérieure du cœur, au niveau du ventricule gauche.... Vers sa partie moyenne, on constatait l'existence d'un orifice très petit sous forme de fente, admettant l'extrémité d'une sonde cannelée. La sonde cannelée s'enfonçait dans un cul-de-sac dirigé obliquement dans l'épaisseur de la paroi ventriculaire et limitant l'introduction de l'instrument à une longueur de 4 à 5 millim... La cavité du ventricule gauche ne présentait pas la moindre communication avec la poche péricardique, des recherches, même minutieuses, ne purent faire découvrir la plus petite fente dans l'interstice des muscles papillaires..... Au niveau de l'ecchymose, une certaine épaisseur du muscle ventriculaire, attenant à l'endocarde, était exempte d'infiltration sanguine. »

Résumons le reste de l'Observation pour dire que l'artère coronaire postérieure, atteinte d'endartérite, contenait un caillot, paraissant remonter déjà à quelques jours, et qui l'oblitérait complétement dans une certaine étendue.

Enfin, dans plusieurs de nos Observations, il est dit que la rupture, complète à l'autopsie, avait paru s'être effectuée en plusieurs temps, et dans plusieurs autres, à côté de ruptures complètes, nous en voyons d'incomplètes, ou bien l'on a remarqué des ecchymoses en différents points du myocarde.

Nous admettons donc que telle est habituellement la marche des accidents et, bien que nous ayons produit quelques Observations de rupture du cœur, à la suite de simple dégénérescence graisseuse de cet organe, nous croyons que ces faits sont exceptionnels, ou nous serions presque porté à dire qu'ils n'ont pas toujours été examinés avec toute la rigueur voulue en pareille matière.

Quant aux ruptures de la cloison interventriculaire (Obs. 39), nous voyons l'infarctus, puis le ramollissement de la cloison; la différence de la pression intracardiaque des deux ventricules explique comment la rupture s'effectue. Dans les ruptures des colonnes charnues seules (Obs. 40), c'est encore la même marche, et la rupture s'effectue au moment de la systole ventriculaire, c'est-à-dire au moment de l'occlusion de l'orifice auriculo-ventriculaire correspondant.

En résumé, pour nous, les ruptures du cœur dites spontanées ont lieu ordinairement à la suite d'infarctus du cœur; elles se font souvent en plusieurs temps et s'effectuent pendant la systole ventriculaire, moment où la pression intracardiaque atteint son maximum.

Dans l'Obs. 37 de rupture du ventricule droit, le gauche étant également altéré, on pourrait se demander pourquoi ce n'est pas sur ce dernier que la rupture complète s'est effectuée ; mais nous invoquerons ici la même cause que dans l'Obs. 38, la gêne excessive de la circulation du cœur droit; il suffit pour cela de se reporter aux lésions constatées à l'ouverture du thorax. (Voyez Obs. 37.)

Nous pouvons maintenant nous rendre compte de la différence d'étendue des deux orifices de la rupture; en effet, s'il se produit (et c'est là le cas le plus fréquent, croyons-nous) une rupture incomplète externe d'abord, les alternatives de contraction et de relâchement du cœur tendront à agrandir cette rupture, tandis que, au moment où, dans une systole, elle devient complète, la paroi ventriculaire ne cédera sous l'effort de la pression sanguine que dans un point plus limité. Le contraire aurait lieu dans le cas où la rupture incomplète interne serait la première à se produire.

Nous ne parlerons pas du mécanisme de la rupture dans le cas d'anevrisme vrai du cœur, d'abcès où de kyste de ses parois, etc...; il est facile de le déduire de ce que nous avons dit plus haut.

Symptômes. —. Les symptômes seront différents, suivant que l'on se trouvera en présence d'une rupture de la cloison, des colonnes charnues ou des ventricules. Ces dernières étant les plus fréquentes, c'est par elles que nous commencerons ce chapitre; nous dirons ensuite quelques mots des ruptures de la cloison et des colonnes charnues.

Ruptures des ventricules. — Deux cas peuvent se présenter :

1° La mort a lieu subitement, et c'est dans ces conditions, comme le remarque M. Raynaud (1) que l'on rencontre les morts les plus subites; le malade pousse un cri, tombe, ses membres sont agités de quelques mouve-

(1) Loc. cit.

ments convulsifs, puis la mort a lieu ; la face est toujours d'une pâleur remarquable.

Quelquefois même la mort est foudroyante. Nous l'avons vue, dans les Observations précédentes, avoir lieu pendant que le vieillard causait ; une fois (Obs. 2), la femme qui fait le sujet de l'Observation, poussa deux cris aigus et, quand on arriva, on la trouva n'ayant plus que quelques mouvements d'inspiration, deux minutes après elle était morte ; dans l'Observation 23, la femme est morte subitement, comme sidérée. Dans tous ces faits, on ne pouvait pas prévoir la production de ce terrible accident.

2° Lorsque la mort n'est pas immédiate, et le cas est fréquent, quels sont les prodromes et quelle durée ont-ils ordinairement?

Nous avons noté souvent une douleur des plus intenses, subite, déchirante, siégeant au niveau du sternum, avec ou sans irradiations vers le cou et le bras gauche, comme dans l'angine de poitrine, survenant brusquement, quelquefois au milieu de la plus parfaite santé en apparence, puis apparaît une dyspnée variable, pouvant aller jusqu'à l'orthopnée, quelquefois il y a des vomissements ; la face est anxieuse, rouge, couverte de sueur, ou, au contraire, très pâle et les lèvres cyanosées, les extrémités sont refroidies ; d'autres fois, il y a une syncope ou bien une série de syncopes très rapprochées les unes des autres (Obs. 31).

Quelles indications allons-nous tirer, en pareil cas, de l'examen du cœur?

La percussion, il faut bien le reconnaître, ne nous apprendra rien, le plus souvent ; il n'y a pas d'augmentation de la matité précordiale.

L'auscultation nous instruira-t-elle davantage?

Les battements du cœur sont souvent un peu sourds, faibles, irréguliers quelquefois, précipités ou ralentis, mais sans souffle (à moins qu'il n'y ait une ancienne affection cardiaque, bien entendu); l'impulsion est parfois diminuée, mais parfois aussi on ne note rien de remarquable.

Les caractères du pouls varieront en raison de ceux du cœur; c'est dire qu'on le trouvera petit et plus ou moins fréquent ou irrégulier.

Cet état pourra durer, avec ou sans rémissions, pendant un temps variable, qui a été, dans nos Observations, de quelques minutes à onze jours (Obs. 30); il a duré quatre jours dans l'Obs. 10, avec une rémission si complète que le malade a pu sortir; deux jours dans l'Obs. 12, avec des rémissions; mais il ne dépasse pas le plus souvent quelques heures. Puis, tout à coup et sans cause appréciable, ou sous l'influence de l'une des causes que nous avons mentionnées dans un autre chapitre, la mort aura lieu subitement ou en un très court espace de temps.

Dans ces circonstances, comment rattacherons-nous les symptômes présentés pendant la vie aux altérations que nous constaterons à l'autopsie?

Différentes opinions ont été émises à ce sujet; voici celle qui nous séduit davantage et que nous croyons, sinon toujours, au moins ordinairement, la plus juste. A la douleur initiale (signe fréquent), nous faisons correspondre la rupture incomplète interne ou externe, et c'est cette dernière que nous mettons en cause pour expliquer la dyspnée, les vomissements, les syncopes et le trouble apporté dans le rhythme et l'intensité des battements du cœur (1).

(1) N'y a-t-il pas, en pareil cas, déchirure de quelques filets cardiaques, ce qui pourrait expliquer ces différents symptômes?

Les périodes de rémission ne nous empêchent nullement de maintenir notre dire; ne sait-on pas que, dans les plaies non-pénétrantes du cœur, semblable chose se produit fréquemment? Puis nous admettons qu'aussitôt que la rupture devient complète, la mort a lieu dans un court espace de temps, ou même qu'elle est foudroyante.

Il nous semble que l'on ne peut pas expliquer les symptômes en admettant une rupture complète d'emblée, l'auscultation et la percussion du cœur permettraient de diagnostiquer de suite l'hémorrhagie du péricarde; puis, comment comprendre alors les cas bien authentiques où les malades ont eu des rémissions momentanées et ceux surtout où ils ont pu se lever et marcher pendant un certain temps?

A ceux qui voient dans la production de l'infarctus du cœur la cause des prodromes, nous dirons que nous lui accordons volontiers une part dans la production de ces symptômes, mais on est alors obligé d'admettre la production de la rupture en un seul temps, ou bien on ne trouverait aucun signe indiquant les deux phases de la rupture en plusieurs temps.

Nous préférons donc la première théorie, comme nous rendant un compte plus exact des faits dans un certain nombre de cas.

RUPTURES DE LA CLOISON INTERVENTRICULAIRE OU DES COLONNES CHARNUES. — Dans les ruptures de la cloison, la mort n'est pas aussi immédiate. On a noté la dyspnée, les syncopes, la cyanose des extrémités, des lèvres, du nez (ce symptôme manquait dans l'Obs. 39), les palpitations, quelquefois un bruit de souffle d'intensité variable, occupant un seul ou les deux temps du cœur; le pouls est petit, faible, irrégulier, enfin, la mort survient au milieu de signes d'asystolie.

Dans les ruptures des colonnes charnues, la mort n'est pas, non plus, toujours rapide. Nous voyons (Obs. 40) des syncopes, des signes d'asystolie, l'irrégularité des battements du cœur, une douleur violente à la région précordiale, puis une syncope terminale expliquée ici par l'oblitération de l'orifice mitral; dans d'autres cas, on a noté des signes d'insuffisance mitrale aiguë et une intensité remarquable des bruits de souffle révélant cette insuffisance.

A quoi est due la mort dans les cas de rupture des ventricules?

Il est certain qu'elle doit être surtout attribuée à la compression que l'épanchement péricardique exerce sur le cœur, compression qui gêne d'abord, puis arrête ensuite complétement les mouvements de cet organe. Il faut aussi faire entrer en compte et le trouble apporté dans les mouvements du cœur par la rupture elle-même, et l'ischémie cérébrale (dans la plupart des cas la pâleur extrême de la face a été remarquée).

Quelle part exacte revient à chacun de ces phénomènes?

Nous ne saurions le dire; mais il est probable qu'elle sera variable pour chacun d'eux suivant l'étendue de la rupture et la quantité de l'épanchement péricardique.

DIAGNOSTIC. — Ici, comme dans le chapitre précédent, nous devons examiner la question: 1° dans le cas de mort foudroyante ou au moins très rapide; 2° dans le cas où il y a des prodromes.

1° La mort est rapide ou foudroyante.

On peut se croire en présence d'une hémorrhagie cérébrale ou de la rupture d'un anévrisme de la crosse de l'aorte.

Dans l'hémorrhagie cérébrale, la mort n'est pas habituellement aussi prompte, la face n'a pas cette pâleur que nous avons notée dans la plupart de nos Observations; on peut encore percevoir pendant quelques instants les battements du cœur qui sont faibles, mais non éloignés de l'oreille, la percussion du cœur ne donne pas une matité plus étendue et, si la mort n'est pas immédiate, on constate l'hémiplégie. Mais, dans le cas d'hémorrhagie du bulbe, le malade est sidéré, foudroyé, comme dans certaines Observations de rupture du cœur, et nous croyons alors le diagnostic impossible.

On ne pourrait distinguer la rupture d'un anévrisme de la crosse de l'aorte de celle du cœur, que si l'on avait antérieurement constaté l'existence de cet anévrisme; et si, en pareil cas, on avait, comme dans l'Observation de M. Besnier (Obs. 38), affaire à une rupture du cœur chez un sujet atteint d'un anévrisme de la crosse aortique, nous croyons que le diagnostic serait, sinon impossible, au moins fort difficile. Toutefois, la rupture de l'anévrisme ayant rarement lieu dans le péricarde, on pourrait obtenir quelque renseignement de la percussion du cœur.

On peut confondre la rupture du cœur avec une simple syncope, accident assez fréquent chez les vieillards; mais l'auscultation du cœur et le prompt rétablissement de la santé, en cas de syncope, sous l'influence de la position horizontale et des quelques moyens usités en pareille occasion, empêcheront de commettre une erreur.

On a dit que l'on pouvait également confondre les ruptures du cœur avec celles du diaphragme; mais, outre que cette dernière lésion est des plus rares, tandis que la première est relativement fréquente, on a noté, dans les rup-

tures du diaphragme (1) : des nausées et des vomissements à peu près constants, la dilatation marquée du
thorax avec aplatissement caractéristique du ventre, et
de la dyspnée plutôt que des troubles circulatoires.

2° Il y a des prodromes, la mort n'a lieu qu'au bout de
plusieurs heures ou même de quelques jours.

On pourra se croire en présence d'une attaque d'angine de poitrine, d'un accès d'asthme, d'une simple pleurodynie, d'un début de pneumonie.

Dans l'angine de poitrine, la douleur n'est pas au ss
fixe, elle n'est pas spécialement localisée à la région
sternale (il y a quelquefois, il est vrai, des irradiations
au cou et au bras gauche dans la rupture du cœur), il
n'y a pas cette dyspnée que nous avons remarquée dans
la rupture du cœur; la circulation est le plus souvent
normale ou bien on remarque seulement un peu de pe-
titesse du pouls; puis, l'accès terminé, le malade n'éprouve
qu'un peu de courbature et tout rentre, pour un temps
ordinairement assez long, dans le calme; il est certain
que quelquefois les attaques d'angine de poitrine sont
très rapprochées, mais ce n'est ordinairement que quand
cette cruelle affection a déjà eu une certaine durée ; on
tirera donc parti des antécédents et de la marche des
accidents.

Dans l'accès d'asthme, nous ne voyons pas cette douleur brusque, déchirante, du début de la rupture ; la
dyspnée existe, il est vrai, mais l'inspiration caractéristique dans l'asthme et aussi les troubles du côté du
cœur, souvent presque nuls dans cette affétion où l'on
note seulement la gêne de circulation de la tête (la
face est turgescente, violette, tandis que le plus souvent

(1) M. Raynaud. Loc. cit.

elle est d'une pâleur de cire dans la rupture), mettront sur la voie du diagnostic.

Dans la pleurodynie, l'état général du malade et la localisation de la douleur plutôt sur la partie latérale du thorax que derrière le sternum, feront éviter une erreur.

Enfin, dans la pneumonie, au début, le siége de la douleur (habituellement au-dessous du mamelon), les autres symptômes : fièvre (quand elle existe), vomissements, toux, expectoration ; l'auscultation du poumon et du cœur, fourniront des caractères distinctifs suffisants. Disons, toutefois, qu'en général le diagnostic est très difficile, que le plus souvent il n'est pas porté, surtout dans les cas de mort rapide, et que nous sommes convaincu qu'une bonne partie des morts subites, chez les vieillards, est due à ce terrible accident.

Aucun signe ne peut faire distinguer les ruptures des ventricules de celles des oreillettes ou des vaisseaux coronaires.

On distinguera les ruptures des colonnes charnues des autres ruptures du cœur à l'aide des signes stéthoscopiques que fournira cet organe (signes d'insuffisance ou de rétrécissement aigu d'un des orifices).

Quant aux ruptures de la cloison, on les reconnaîtra aux bruits de souffle, mal localisés, il est vrai (Obs. 39), mais n'indiquant pas franchement la lésion d'un orifice, puis, et surtout, à la cyanose des extrémités et de la face, quand elle existe.

PRONOSTIC — La rupture du cœur est-elle, comme le disent tous les auteurs, fatalement une cause de mort ?

Nous sommes bien obligé de l'admettre ; cependant deux Observations de guérison ont été relevées dans la science (1). Nous voyons, d'autre part, dans l'intéressante Observation de notre collègue Labarraque (Obs. 23) *une partie d'apparence cicatricielle sur le ventricule gauche*, atribuée par MM. Laboulbène et Labarraque à une rupture ancienne qui se serait guérie?

Peut-être les cas de guérison sont-ils moins rares qu'on ne le suppose, et, le dignostic venant à acquérir plus de précision, pourra-t-on en rencontrer davantage.

Malgré cela, et jusqu'à nouvel ordre, nous dirons que la mort est la terminaison presque fatale des ruptures du cœur, quel que soit leur siége.

La vie peut, toutefois, se prolonger un certain temps dans les ruptures de la cloison ou des colonnes charnues. Peut-être certaines ruptures incomplètes sont-elles susceptibles de guérison!

Traitement. — Nous n'insisterons pas longuement sur cette question. Le véritable traitement devrait être surtout préventif, c'est-à-dire que chez le vieillard on doit surveiller et traiter les troubles les plus légers de l'organe central de la circulation.

En présence d'une rupture imminente, on ordonnera le repos absolu dans la position horizontale, on réchauffera les extrémités et appliquera de la glace sur le devant de la poitrine.

Nous serions surtout d'avis de pratiquer une large saignée, que l'on pourrait faire suivre de l'emploi de la digitale.

Il nous est arrivé plusieurs fois, dans le courant de ce travail, d'écrire *ruptures spontanées*, au lieu de *ruptures*

(1) Cullerier. *Journal de Médecine*, de Corvisart. Paris, 1806. t. XII, p. 26, 168.— Rostan. Mémoire sur les ruptures du cœur *in Nouveau Journal de Médecine*. Avril 1820. T. VII, p. 265.

dites spontanées du cœur ; ce n'est nullement dans le but de laisser supposer que nous admettons les ruptures véritablement spontanées. Le jour est fait maintenant sur cette question, et nous partageons l'avis de ceux qui les rejettent d'une manière formelle, malgré l'opinion de Rostan et de Dezeimeris qui, dans leurs Mémoires sur ce sujet, ne fournissent, d'ailleurs, aucun fait probant à l'appui de leur manière de voir.

La rupture du cœur est une cause de mort relativement fréquente dans la vieillesse (surtout au-dessus de soixante-dix ans).

Les femmes y sont un peu plus exposées que les hommes.

Toutes les affections qui portent primitivement ou secondairement leur action sur le cœur, y prédisposent. Leur cause la plus fréquente est l'infarctus du cœur. Leur siége ordinaire est à la partie moyenne de la face antérieure du ventricule gauche, dans le voisinage de la cloison.

Les ruptures complètes externes sont les plus communes.

Les symptômes principaux sont : une douleur brusque,

déchirante, rétro-sternale, quelquefois avec irradiations vers le cou et le bras gauche, quelquefois une série de syncopes, puis des périodes de rémission plus ou moins complètes, et enfin la mort, ordinairement très rapide.

L'examen du cœur ne fournit pas toujours de signes caractéristiques.

Le diagnostic est habituellement difficile, sinon impossible à faire.

Peut-être doit-on revenir sur la gravité du pronostic?

Le traitement, jusqu'à ce jour, a été inefficace.

Peut-être devrait-on pratiquer largement la saignée, puis administrer la digitale?

TABLE DES MATIÈRES

Paris. — Imp. Nouv. (assoc. ouv.) 14, rue des Jeûneurs. — G. Masquin et Cⁱᵉ.

Hystérotomie de l'ablation partielle ou totale de l'utérus par la gastrotomie. Étude sur les tumeurs qui peuvent nécessiter cette opération, par J. Péan, chirurgien des hôpitaux de Paris, et L. Urdy, interne des hôpitaux de Paris. 1 vol. in-8 avec 25 figures dans le texte et 4 planches. 6 fr.

Étude clinique sur les ulcérations anales, par J. Péan, chirurgien des hôpitaux de Paris, et L. Malassez, interne des hôpitaux. 1 vol. in-8, avec figures et planches coloriées. 6 fr.

Clinique chirurgicale. Mémoires de chirurgie et d'obstétrique, par le professeur F. Rizzoli, chirurgien en chef de l'hôpital-major de Bologne (Italie). Traduit de l'italien par le docteur R. Andreini. 1 fort vol. in-8, accompagné de 103 figures dans le texte. 12 fr.

Traité élémentaire de chirurgie, avec figures intercalées dans le texte, par le docteur Fano, professeur agrégé à la Faculté de médecine de Paris. 2 forts vol. in-8°. Ouvrage complet. 28 fr.

Leçons sur le strabisme, les paralysies oculaires, le nystagmus, le blépharospasme, etc., professées par F. Panas, chirurgien de l'hôpital de Lariboisière, professeur agrégé à la Faculté de médecine de Paris, chargé du cours complémentaire d'ophtalmologie, etc., rédigées et publiées par G. Lorby, interne des hôpitaux. Revues par le professeur. 1 vol. in-8, avec 10 fig. dans le texte. 5 fr.

Traité élémentaire d'histologie, par J.-A. Fort, professeur libre d'anatomie à l'École pratique ; 2e édition, entièrement refondue. 1 beau vol. in-8 de plus de 700 pages, avec 500 figures intercalées dans le texte. 14 fr.

Traité clinique des maladies aiguës des organes respiratoires, par E.-J. Woillez, médecin de l'hôpital Lariboisière. 1 vol. in-8, accompagné de 93 figures dans le texte et de 8 planches coloriées ; le vol. cart. 14 fr.

Traité des fractures non consolidées, ou pseudarthroses, par le docteur Berenger-Féraud. 1 vol. in-8 avec figures dans le texte. 10 fr.

Traité des maladies de l'estomac, de W. Brinton, traduit par le docteur Riant, précédé d'une Introduction par le professeur Lasègue. 1 vol. in-8 avec figures dans le texte ; le vol cartonné en toile. 7 fr.

Traité des maladies de l'oreille, par A. de Troeltsch, professeur à la Faculté de médecine de Würzbourg, traduit par les docteurs Kuhn et Lévi. 1 vol. in-8 avec figures ; le vol. cart. en toile. 8 fr. 50

Leçons sur le traitement des maladies chroniques en général, et des affections de la peau en particulier, par l'emploi comparé des eaux minérales, de l'hydrotérapie et des moyens pharmaceutiques, professées à l'hopital Saint-Louis par le docteur Bazin, rédigées et publiées par E. Maurel, interne des hôpitaux, revues par le professeur. 1 vol. in-8 ; cartonné en toile. 8 fr.

Traité clinique et pratique des maladies puerpérales suites de couches, par le docteur Hervieux, médecin de la Maternité de Paris. 1 fort vol. in-8 avec figures dans le texte ; le vol. cart. en toile 16 fr.

Physiologie du système nerveux cérébro-spinal, d'après l'analyse physiologique des mouvements de la vie, par le docteur E. Fournié, médecin adjoint à l'Institut des sourds-muets. 1 fort vol. in-8, cart. en toile. 12 fr.

Recherches expérimentales sur le fonctionnement du cerveau, par le docteur E. Fournié. 1 vol. in-8, avec 4 planches coloriées. 4 fr.

PARIS. — IMP. NOUV., 14, RUE DES JEUNEURS. — G. MASQUIN ET Cⁱᵉ.